实用
炎症性肠病护理

Practical nursing of
inflammatory bowel disease

王华军　张华娟　刘梅娟　主编

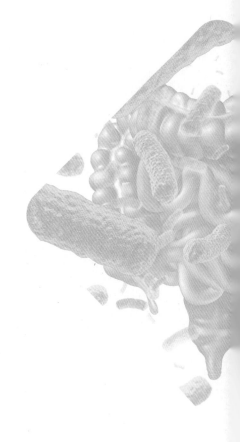

SPM 南方传媒 ｜ 广东科技出版社
全国优秀出版社

· 广 州 ·

图书在版编目（CIP）数据

实用炎症性肠病护理 / 王华军，张华娟，刘梅娟主编. —广州：广东科技出版社，2022.8

ISBN 978-7-5359-7882-0

Ⅰ.①实… Ⅱ.①王… ②张… ③刘… Ⅲ.①肠炎—护理 Ⅳ.①R473.57

中国版本图书馆CIP数据核字（2022）第102961号

实用炎症性肠病护理

SHIYONG YANZHENGXINGCHANGBING HULI

出 版 人：严奉强

责任编辑：李芹

装帧设计：友间文化

责任校对：于强强

责任印制：彭海波

出版发行：广东科技出版社

（广州市环市东路水荫路11号　邮政编码：510075）

销售热线：020-37607413

http://www.gdstp.com.cn

E-mail：gdkjbw@nfcb.com.cn

经　　销：广东新华发行集团股份有限公司

印　　刷：广州市彩源印刷有限公司

（广州市黄埔区百合三路8号　邮政编码：510700）

规　　格：787 mm×1 092 mm　1/16　印张14.5　字数290千

版　　次：2022年8月第1版

2022年8月第1次印刷

定　　价：98.00元

实用炎症性肠病护理

编委会

主　审　沙卫红（广东省人民医院）

主　编　王华军（广东省人民医院）

　　　　　张华娟（广东省人民医院）

　　　　　刘梅娟（南方医科大学南方医院）

副主编　戴世学（广东省人民医院）

　　　　　沈　琼（南方医科大学珠江医院）

　　　　　洪　涛（广东省人民医院）

　　　　　李　萍（广州市第一人民医院）

　　　　　黄美娟（中山大学附属第一医院）

编　委　师瑞月（深圳市人民医院）

　　　　　朱文慧（广东省人民医院）

　　　　　李良芳（广东省人民医院）

　　　　　李泽斌（南方医科大学）

　　　　　杨云英（广州中医药大学附属第一医院）

　　　　　张慧虹（南方医科大学）

　　　　　陈红先（珠海市人民医院）

　　　　　陈晓捷（广东省人民医院）

　　　　　陈惠萍（中山大学附属第六医院）

　　　　　林燕凤（广东省中医院）

　　　　　房惠敏（广东省人民医院）

　　　　　曹宇辰（南方医科大学）

　　　　　谢籽言（新乡医学院三全学院）

　　　　　詹绮珊（广东省人民医院）

炎症性肠病为累及回肠、直肠、结肠的一种特发性肠道炎症性疾病，包括溃疡性结肠炎和克罗恩病。由于其病因复杂、病情反复、迁延不愈，克罗恩病又容易并发肠瘘和肛周病变，患者营养不良的情况较普遍。炎症性肠病患者因该病反复发作、迁延不愈而饱受身心困扰，容易产生焦虑、抑郁等负性情绪，且多采用消极的应对方式处理应激性事件，而负性心理又可能进一步加重肠道炎症反应，促使疾病复发。诸多因素影响，导致炎症性肠病护理工作难度高，且极具挑战性。

近几十年来，中国炎症性肠病发病率呈逐年上升趋势，逐渐成为消化系统疾病中的常见病。炎症性肠病的治疗与护理紧密相关，炎症性肠病患者的护理工作是促进患者正常生活的重点。但是，目前国内大多数护士对于炎症性肠病护理的相关内容缺乏专业、系统的认识，同时学术界介绍炎症性肠病护理的专著较少，为了更好地给广大护理人员提供炎症性肠病护理技术操作规范的参考和借鉴，《实用炎症性肠病护理》应运而生。

《实用炎症性肠病护理》的编者是长期从事炎症性肠病临床护理的专家，具有丰富的临床经验和科学研究基础。本书内容丰富，既总结了炎症性肠病临床护理经验，又介绍了前沿护理技术，以护理人员必须掌握的营养管理和肠瘘、肛周病变护理为重点，结合儿童、女性等特殊人群的护理方法及炎症性肠病患者的心理护理，以流程图和表格为表现形式，帮助读者理解和记忆，便于读者对内容的掌握。

本书对于实施专业化、规范化的炎症性肠病护理有着十分重要的意义。

沙卫红

中华医学会消化内镜分会委员

中国医师协会消化医师分会委员

广东省医学会消化内镜分会副主任委员

广东省人民医院消化内科主任

炎症性肠病（inflammatory bowel disease, IBD）包括溃疡性结肠炎（ulcerative colitis, UC）和克罗恩病（Crohn's disease, CD），是一种病因尚不十分清楚的慢性非特异性肠道炎症性疾病。近年来，我国IBD的发病率持续增长，引起国内学者的高度关注，他们为此开展了一系列相关临床研究，取得了许多具有重大意义的成果。由于目前IBD治疗仍以诱导和维持临床缓解为主，尚不能治愈，因此仍有大部分患者处于长期慢性活动性炎症期，也有不少患者需要进行外科手术，这严重影响患者生活质量，造成了沉重的家庭和社会医疗负担。

面对不断增加的IBD患者数量及日益提高的护理需求，护士在IBD护理中承担多元的角色，是IBD多学科合作团队的重要成员。护士既是治疗的执行者，也是患者的联络沟通者、健康教育者。为了促进广大消化内科护理人员在临床工作中更好地认识、了解IBD护理知识，实施规范化、专业化护理，我们在参考最新指南和研究成果并结合多年临床实践经验的基础上，编写了本书。

本书涵盖了IBD护理工作的重点与难点，具体讲述IBD的概述、药物治疗及护理、粪菌移植治疗的护理、围手术期护理、营养治疗与护理、肠瘘与肛周病变治疗与护理、儿童和女性等特殊人群护理、心理护理、随访管理等内容，语言简洁，内容丰富，侧重实用性和可操作性。

　　本书在编撰过程中，引用并参考了相关论著、文献和资料，谨向作者致以诚挚的谢意。尽管我们期望本书能够为广大临床护理人员提供更加专业性、实用性的指导，但由于编写时间紧迫，编者知识水平有限，书中可能存在一些问题或不足，恳请广大读者批评指正。

编　者

2022年3月

目 录

·第一章·
炎症性肠病概述

实 / 用 / 炎 / 症 / 性 / 肠 / 病 / 护 / 理

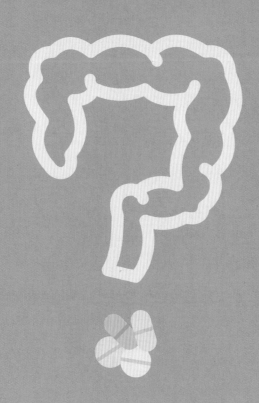

第一节　人体肠道解剖及生理功能

肠道指的是从胃幽门到肛门的消化管，是消化管中最长的一段，由小肠、大肠组成。其中，小肠分为十二指肠、空肠和回肠三个部分，大肠分为盲肠、阑尾、结肠、直肠和肛管五个部分。

一、小肠解剖及生理功能

小肠是消化道中最长的一段（图1-1），上起胃幽门，下接盲肠，成人的小肠长5～7 m，是食物消化和吸收的主要场所。小肠包括十二指肠、空肠和回肠，十二指肠为小肠的第一段，介于胃与空肠之间；空肠大部分位于上腹部；回肠主要位于左下腹和盆腔，末端通过回盲瓣连接盲肠。

小肠黏膜分泌含有多种酶的碱性肠液，使食糜在小肠内分解为葡萄糖、氨基酸、短肽、脂肪酸等，并经小肠黏膜吸收。小肠可分泌多种消化道激素，如肠促胰液素、肠高血糖素、生长抑素、肠抑胃素、促胃动素、胆囊收缩素、血管活性肠多肽等。肠淋巴组织在肠道抗原物质刺激下可产生局部免疫防御反应，肠固有层浆细胞可分泌以免疫球蛋白A（IgA）为主的多种免疫球蛋白。

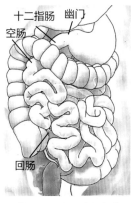

图1-1　小肠解剖图

二、大肠解剖及生理功能

成人大肠长1.5 m，包括盲肠、阑尾、结肠、直肠、肛管（图1-2）。在结肠末端回肠与盲肠的连接处为回盲瓣，由黏膜和环形肌折叠形成，回盲瓣能控制食物残渣进入大肠的速度，并能阻止盲肠内容物反流。结肠的主要生理功能为吸收水分，储存和转运粪便，以及吸收部分电解质和葡萄糖。结肠内存在大量细菌，部分细菌可以利用肠内物质合成维生素K、复合维生素B和短链脂肪酸等营养物质，并被人体吸收利用。

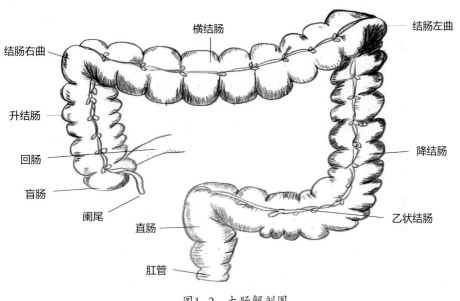

图1-2　大肠解剖图

第二节　炎症性肠病的临床表现

炎症性肠病（inflammatory bowel disease, IBD）包括溃疡性结肠炎（ulcerative colitis, UC）和克罗恩病（Crohn's disease, CD），是由遗传、环

境、免疫、感染等因素导致的慢性非特异性胃肠道炎症性疾病，目前病因尚不明确。UC是一种慢性非特异性结肠炎症，病变主要累及结肠黏膜和黏膜下层，范围多自远段结肠开始，可逆行向近段发展，甚至累及全结肠及末段回肠，呈连续性分布。CD为一种慢性肉芽肿性炎症，病变可累及胃肠道各部位，并且以末端回肠及回盲部为主，表现为穿壁性炎症，多呈节段性、跳跃性分布。

IBD以青壮年多见，15～35岁为首个高发年龄段，50～55岁为第二个高发年龄段。男性UC的发病率与女性相似，但是男性CD发病率略高于女性。IBD过去多见于西方发达国家，近年来，包括中国在内的亚洲地区，其发病率呈明显上升趋势，流行病学研究显示，我国IBD的发病率高达3.44/10万，居亚洲之首，该病在我国发病率呈日益上升趋势，已逐渐成为消化系统常见疾病。

IBD临床表现多样且缺乏特异性，不同患者存在明显差异。常见症状包括腹痛、腹泻、血便等消化道症状，还包括体重减轻、发热、贫血等全身性症状，部分患者还有口腔溃疡、巩膜炎、骨质疏松、结节性红斑、肝炎等肠外表现。

一、消化道症状

（一）腹痛

腹痛在IBD中常为阵发性，当炎症累及腹膜或并发中毒性巨结肠时，则表现为持续性剧烈腹痛。CD患者腹痛常发于右下腹或脐周，常见餐后加重，在排便或肛门排气后缓解。UC患者腹痛有疼痛—便意—便后缓解的规律。

（二）腹泻

腹泻是IBD最为常见的症状，主要与炎症导致大肠黏膜损伤及大肠功能异常有关。血性腹泻是UC最主要的症状，临床表现为粪中含血、脓和黏液。轻者每日腹泻2～4次，严重者可达10～30次，呈血水样。CD腹泻多为每日2～6次，排出粪便为糊状或水样便，一般无脓血或黏液，病变累及远端结肠或直肠肛门者，可有黏液脓血便及里急后重，偶有便鲜血。

二、全身性症状

（一）贫血

IBD患者贫血常为轻度贫血，急性发作时可因大量出血导致严重贫血。

（二）发热

发热与炎症活动及继发感染有关，常见间歇性低热或中度热，少数呈弛张高热伴毒血症，少数患者以发热为主要症状，甚至持续较长时间发生不明原因发热后才出现消化道症状。

（三）营养障碍

因食物摄入不足、肠道吸收障碍和消耗过多，患者常有消瘦、贫血、低蛋白血症等表现。年幼患者伴有生长发育迟滞表现。

三、肠外表现

IBD肠外表现（表1-1）的发生率为21%～43%，其中CD多于UC。因肠道免疫系统与肠外各器官有密切联系，肠道免疫系统紊乱可导致多个肠外器官的病变，可累及皮肤、眼、肺、心脏、肝、胆、胰等器官，以及骨骼肌肉系统、神经系统、血液系统、泌尿生殖系统等。

表1-1　IBD患者的肠外表现

疾病种类	发病率	发病原因	具体表现
口腔溃疡	10%	患者处于肠道炎症活动期	好发于颊部、唇部、舌部、腭部和咽部，由粟粒大小红斑和小丘疱疹演变为溃疡并逐渐扩大，严重时出现发热、淋巴结肿大症状

（续表）

疾病种类	发病率	发病原因	具体表现
眼部病变	20%	肠道炎症易影响眼部功能	与免疫相关：巩膜外层炎、葡萄膜炎、角膜疾病，多伴随关节病变表现
			与药物相关：白内障、青光眼
骨与关节病变	9.56%	患者长期使用激素、运动量少	骨病变包括骨质疏松和骨软化，关节病变包括外周关节病和中轴关节病
皮肤病变	74.10%	患者缺乏运动导致血液流通不畅，皮肤组织病变	结节性红斑、坏疽性脓皮病和急性发热性嗜中性皮病，均为非特异性炎症反应
肝脏病变	6.80%	免疫器官受损	原发性硬化性胆管炎（导致肝硬化、肝衰竭，表现为乏力、瘙痒、黄疸及上腹部不适）和自身免疫性肝炎

（一）口腔溃疡（阿弗他溃疡）

在IBD患者中，口腔溃疡（图1-3）的发病率约为10%，通常在肠道炎症活动期出现，其特点是口腔内部反复发生溃疡，可以随肠道炎症的控制而趋于缓解。口腔溃疡好发于颊部、唇部、舌部，也可发生于腭部和咽部。皮损初为粟粒大小红斑和小丘疱疹，后随病程发展很快形成溃疡。溃疡扩大后呈圆形或椭圆形，基底部有灰白色坏死组织，周围有红晕，上覆淡黄色伪膜，患者自觉疼痛。

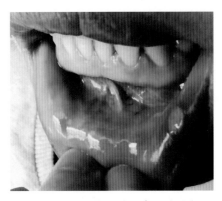

图1-3　口腔溃疡（阿弗他溃疡）

（二）眼部病变

眼部病变分为与免疫相关的眼部病变和与药物相关的眼部病变表现两类。与免疫相关的眼部病变表现包括巩膜外层炎、葡萄膜炎、角膜疾病，多伴随关节病变表现。与药物相关的眼部病变表现包括白内障、青光眼。IBD患者中，2.2%女性和1.1%男性合并有虹膜炎或葡萄膜炎（图1-4），且更多见于UC。其中，葡萄膜炎表现为眼部疼痛、视物模糊、畏光，甚至丧失视力，也可无症状，与IBD的发作相关。葡萄膜炎分为前葡萄膜炎和后葡萄膜炎，以前葡萄膜炎最常见，通过裂隙灯可进行区分。

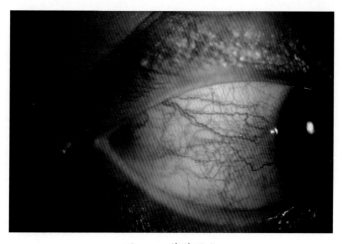

图1-4　葡萄膜炎

（三）骨与关节病变

骨与关节病变是IBD最常见的肠外表现，骨病变包括骨质疏松和骨软化，关节病变包括外周关节病和中轴关节病。

IBD患者骨质疏松症的发病率高于普通人群，这与IBD患者长期使用激素和免疫抑制剂、钙与维生素D摄入不足、运动减少等因素有关，具体表现为骨密度降低和骨质疏松。

IBD相关的关节病属于脊柱关节病，发病率为4%～23%，分为外周关节病和中轴关节病。

❶　外周关节病

IBD相关的外周关节病发病率为10%～20%，表现为少关节、关节非对称、游走性大关节炎，与肠道炎症活动相关，依据其临床表现，在排除其他类型关节炎后方可做出诊断。

❷　中轴关节病

中轴关节病包括临床诊断的骶髂关节炎和强直性脊柱炎，与IBD的活动程度相独立。

（1）骶髂关节炎。

骶髂关节炎在UC患者和CD患者中的患病率分别为8.1%和16.2%，表现为休息时骨盆疼痛，活动后加重。据报道，50%的CD患者为无症状性骶髂关节炎。

（2）强直性脊柱炎。

强直性脊柱炎在UC患者和CD患者中的患病率分别为2%和6%，表现为炎症性下腰痛、腰椎前凸消失、脊柱弯曲受限。

（四）皮肤病变

IBD的皮肤病变主要表现为结节性红斑、坏疽性脓皮病和急性发热性嗜中性皮病，均为非特异性炎症反应。

❶　结节性红斑

结节性红斑（erythema nodosum, EN）（图1-5）是直径为1～3 cm的卵圆形紫红色结节，会引起疼痛，常出现在小腿和脚踝处，可累及胸部或肛门周

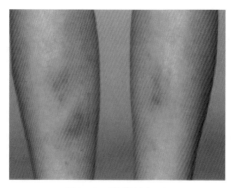

图1-5　结节性红斑

围皮肤。结节性红斑可以发生在IBD症状出现之前，这种皮肤病与消化道炎症的活动程度相平行。肠道炎症得到控制后，皮肤病也会得到改善。

② 坏疽性脓皮病

坏疽性脓皮病（gangrenous pyoderma, GP）发病率约为5%，通常累及腿部皮肤，但也可能发生在手臂或者皮肤的开口周围（造口），表现多样，多为较深的红色或紫色痛性溃疡，边界清楚，可出现大疱、脓疱等，可发生在任何部位，多见于胫前和口周。坏疽性脓皮病愈后常遗留萎缩性瘢痕及色素沉着。病程中患者常伴精神不振、发热、关节痛、肌肉痛等全身性症状，25%以上的患者存在复发情况。

③ 急性发热性嗜中性皮病

急性发热性嗜中性皮病又名Sweet综合征，是由于中性粒细胞增多，广泛浸润真皮浅层和中层引起的皮肤疼痛性隆起性红斑，同时伴有发热及其他器官损害。最近Sweet综合征被认为是IBD的一种肠外表现，多见于女性、结肠受累及合并其他肠外表现的CD患者，UC患者则少见。

（五）肝脏病变

IBD患者肝脏病变主要表现为原发性硬化性胆管炎和自身免疫性肝炎。

① 原发性硬化性胆管炎

原发性硬化性胆管炎（primary sclerosing cholangitis, PSC）的特征为肝内外胆管炎症及进展性纤维化，严重者最终可致肝硬化、肝衰竭，可由内镜下逆行胰胆管造影、磁共振胰胆管成像检查诊断。原发性硬化性胆管炎在临床上主要表现为乏力、瘙痒、黄疸、上腹部不适等，也可仅出现肝功能生化指标异常（首先表现为碱性磷酸酶增高）而不出现任何临床症状。

② 自身免疫性肝炎

自身免疫性肝炎即自身免疫系统攻击肝脏进而引起肝脏的炎症和损伤。该病理过程与IBD发生在胃肠道的病理过程类似。自身免疫性肝炎可以无任何临床症状，也可以引起严重的肝损伤，从而导致肝硬化、肝衰竭，甚至需要进行肝移植。

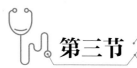

第三节 炎症性肠病的病因及发病机制

IBD的病因及发病机制尚未完全清楚，目前普遍认为它由多种因素相互作用导致，如受环境、遗传、感染和免疫等因素的影响，其中肠道黏膜免疫系统的紊乱被认为是IBD发病的主要原因，外来抗原的刺激使机体发生适应性免疫应答，从而产生各种炎症因子，导致黏膜通透性增加和黏膜受损。

一、免疫因素

肠道黏膜免疫系统主要包括肠上皮细胞、固有细胞（淋巴细胞、巨噬细胞或单核细胞、中性粒细胞、树突细胞），以及上述细胞分泌的各种物质（细胞因子、趋化因子）。环境因素影响、肠道菌群变化、病原体感染等因素可直接或间接打破肠道黏膜免疫系统平衡，从而导致IBD。

二、遗传易感因素

IBD是由环境因素作用于遗传易感个体而引发的，是一种多基因疾病。IBD的单卵双生子有较高的共同患病率和家族聚集现象，发病率的种族、地域差异均表明遗传易感因素在IBD发病机制中起重要作用。目前研究较多的IBD易感基因有NOD2基因、IL-23R基因、TLRs基因等。

三、肠道微生态

肠道微生态由肠道菌群、肠黏膜上皮细胞和肠黏膜免疫系统共同组成，其中肠道菌群发挥最重要的作用，而紧密连接的肠黏膜上皮细胞、上皮细胞分泌的黏液及肠黏膜免疫系统协同构成肠道黏膜屏障。人体肠道内栖息着1 000种以上的细菌，其总数接近1 013～1 014个，其中90％以上来自厚壁菌门和拟杆菌门，其他包括变形菌、放线菌门、梭杆菌门、疣微菌门及蓝藻细菌。除了肠道细菌，古生菌、真菌、病毒及噬菌体也存在于正常人体的胃肠道中。IBD患者多存在肠道菌群失衡的情况。

（一）肠道细菌种类的改变

IBD患者中肠道细菌多样性减少，尤以产短链脂肪酸（short-chain fatty acids, SCFA）的细菌数量（如乳酸杆菌等）减少最明显；厚壁菌门中，具有免疫调节作用、抑制炎症反应的梭形芽孢杆菌群Ⅹ、Ⅳa和Ⅳ减少；而在IBD患者中，致病性细菌（如黏附侵袭性大肠杆菌等）数量增多，这些细菌的黏附可能刺激免疫反应，加重IBD病情。

（二）肠道细菌功能的改变

基于微生物群的宏基因组学分析发现，相对于健康群体，IBD患者的粪便和肠道标本活检显示仅有2%的细菌种类发生了明显改变，却有12%的组成独特代谢通路的菌群有明显增加或减少，进而造成了功能差异。这些功能包括基本代谢如氨基酸的生物合成和碳水化合物的代谢，也包括了某些疾病特有的代谢通路改变，如UC患者中谷胱甘肽代谢基因增加，这可能是基于菌群对抗活性氧的自身保护机制。CD患者中，短链脂肪酸代谢基因减少而致病性大肠杆菌利用的黏液素有所增加。然而，这些肠道菌群功能的改变是引起IBD的病因还是肠道菌群对于肠道环境改变所做出的反应，目前尚不明确。

（三）肠道非细菌微生物的作用

目前对IBD患者的肠道微生物研究多采用16SrRNA基因表达谱测序技术，这种技术的缺点是大量非细菌微生物数据被忽视，而这些非细菌微生物（如古生菌、真菌、病毒和噬菌体）在胃肠道疾病的发生中起着重要的作用。

Lepage等发现CD患者非溃疡黏膜噬菌体数量较健康对照组明显增加。Norman等的研究显示CD患者和UC患者粪便样本中肠噬菌体的多样性较健康对照组增加。肠黏膜活检发现，CD患者真菌多样性较健康对照组增加，而粪便

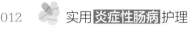

分析同样发现其真菌多样性增加。IBD患者肠道真菌、噬菌体多样性增加，细菌多样性却是减少的，这提示肠道微生物之间可能存在着竞争共存关系。因此，非细菌微生物在IBD发病中的作用仍需进一步研究。

四、环境因素

IBD最初引起研究者的关注是在西方工业革命时期，20世纪以来，西方国家IBD发病率急剧增高。近年来，随着工业化进程加快和人们生活方式的现代化，亚洲国家IBD发病率亦不断上升。IBD低发区人群移居至IBD高发区后，发病率也随之上升。这些都表明IBD发病率与环境因素密切相关。这类因素包括吸烟、饮食、药物和地理等不同方面。其中最主要的因素为吸烟、饮食两大方面。

（一）吸烟

吸烟是影响IBD发病率的最主要的环境因素之一。从目前的研究来看，吸烟与CD和UC发病的关系存在矛盾，吸烟是CD的危险因素，却是UC的保护因素：吸烟者比已戒烟者更易患CD，戒烟5年以上者患UC及出现并发症的风险更高。吸烟增加CD风险的可能机制之一如下：尼古丁影响分布于肠上皮细胞的烟碱乙酰胆碱受体，进而改变细胞因子如白细胞介素-8（IL-8）、肿瘤坏死因子-α（TNF-α）水平，促进微血管血栓形成。尼古丁能加重CD患者的肠黏膜溃疡，却能增强UC患者的肠黏膜屏障，减少促炎细胞因子生成。吸烟与CD发病呈剂量-效应关系，然而与主动吸烟相比，胎儿期和儿童期被动吸烟与IBD发病无明显关联，这可能是由于被动吸烟时烟草中的化学成分未能达到效应剂量。值得注意的是，在吸烟率较低的加拿大，CD发病率较高；而在吸烟率较高的韩国，CD发病率却较低。上述研究表明，吸烟对IBD的影响是个体化和多元化的。

（二）饮食

高膳食纤维饮食可预防IBD发生，这可能与可溶性纤维（水果、蔬菜）能修饰、清除氧自由基有关。而进食过多动物蛋白（肉、鱼，不包括蛋类和乳制品）则可诱发或加重IBD，这可能是由于动物蛋白中的脂肪酸可以调节巨噬细胞中的Toll样受体（Toll-like receptor, TLR），从而引起炎症反应。

第四节 炎症性肠病的诊断要点

2018年中华医学会消化病学分会炎症性肠病学组修订的《炎症性肠病诊断与治疗的共识意见》明确提出IBD没有诊断金标准。IBD的诊断主要通过结合病史、临床、内镜和组织病理学结果进行综合分析，需要与感染性肠炎、肠结核、缺血性肠病、恶性肿瘤、血液系统疾病、免疫系统疾病等病症进行充分地鉴别诊断，在治疗过程中还需要重视密切随访，不断修正诊断，调整治疗措施。

一、溃疡性结肠炎（UC）诊断

UC诊断尚无金标准，需结合各方面表现及检查结果进行综合分析，若对诊断结果存疑，应在一定时间（一般是6个月）后进行内镜及病理组织学复查。

（一）流行病学和临床表现

据我国流行病学资料统计，UC最常发生于青壮年期，发病高峰年龄为20~49岁，性别差异不明显（男女比为1:1~1.3:1）。

UC的临床表现为持续或反复发作的腹泻、黏液脓血便伴腹痛（最常见的症状）、里急后重和不同程度的全身性症状，病程多在4~6周，可有皮肤、黏膜、关节、眼、肝胆等肠外症状。不超过6周病程的腹泻需要与感染性肠炎相鉴别。

（二）结肠镜检查

结肠镜检查并黏膜活组织检查（简称活检）是UC诊断的主要依据。结肠镜下UC病变多从直肠开始，呈连续性、弥漫性分布。轻度炎症的内镜特征为黏膜红斑、充血和血管纹理消失；中度炎症的内镜特征为血管形态消失、出血黏附在黏膜表面、糜烂，常伴有粗糙、呈颗粒状的外观及黏膜脆性增加（接触性出血）；重度炎症的内镜特征则表现为黏膜自发性出血及溃疡。

UC缓解期可见正常黏膜表现，部分患者可有假性息肉形成或瘢痕样改变症状。对于病程较长的患者，黏膜萎缩可导致结肠袋形态消失、肠腔狭窄，以及炎（假）性息肉。伴巨细胞病毒（cytomegalovirus, CMV）感染的UC患者可见不规则、深凿样或纵行溃疡，部分伴大片状黏膜缺失。

结肠镜下黏膜染色技术能提高内镜对黏膜病变的识别能力，结合放大内镜技术对黏膜微细结构的观察和病变特征的判别，有助于UC诊断，有条件者还可以选用共聚焦内镜检查。如出现了肠道狭窄，结肠镜检查时建议进行多部位活检以排除结直肠癌。不能获得活检标本或内镜不能通过肠道狭窄段时，应采取CT结肠成像检查。

（三）黏膜活检

黏膜活检建议多段、多点取材。组织学上可见以下主要改变。

❶ 活动期

（1）黏膜固有层内有弥漫性、急性、慢性炎症细胞浸润，包括中性粒细胞、淋巴细胞、浆细胞、嗜酸性粒细胞等，尤其是上皮细胞间有中性粒细胞浸润（即隐窝炎），严重者形成隐窝脓肿。

（2）隐窝结构发生改变，如隐窝大小、形态不规则，分支、出芽，排列紊乱，杯状细胞减少等表现。

（3）可见黏膜表面糜烂、浅溃疡和肉芽组织。

❷ 缓解期

（1）黏膜糜烂或溃疡愈合。

（2）黏膜固有层内中性粒细胞浸润减少或消失，慢性炎症细胞浸润减少。

（3）隐窝结构改变但可保留，如隐窝分支、减少或萎缩，可见帕内特细胞（Paneth cell）化生（结肠脾曲以远）。

（四）手术切除标本病理检查

大体和组织学改变见上。手术切除标本病理检查可见病变局限于黏膜及黏膜下层，肌层及浆膜层一般不受累。

【炎症性肠病活检标本的病理诊断】

活检病变符合上述活动期或缓解期改变，结合临床表现，可报告符合UC病理改变，宜注明为活动期或缓解期。如有隐窝上皮异型增生（上皮内瘤变）或癌变，应予注明。隐窝基底部浆细胞增多被认为是UC最早的光学显微镜下特征，且预测准确度高。组织学上愈合不同于内镜下愈合。在内镜下缓解的病例，其组织学炎症可能持续存在，并且与不良结局相关，故临床上需关注组织学上愈合。

（五）其他检查

粪便常规检查和培养至少3次，粪便常规可检查其中有无病理成分，如各种细胞成分、脂肪滴、淀粉颗粒等，对IBD的诊断和鉴别具有重要价值。IBD活动期常表现为大便稀薄、红白细胞增多、大便隐血试验呈阳性。

肠腔狭窄时，如结肠镜无法通过，可应用钡剂灌肠检查、CT结肠成像检查显示结肠镜检查未及部位。无条件行结肠镜检查的单位可行钡剂灌肠检查，所见的肠道主要有以下3点改变。

（1）黏膜粗乱和/或颗粒样改变。

（2）肠管边缘呈锯齿状或毛刺样改变，肠壁有多发性小充盈缺损。

（3）肠管短缩，袋囊消失，呈铅管样。

（六）诊断要点

在排除其他疾病的基础上，可按下列要点诊断。

（1）具有上述典型临床表现者为临床疑诊，需安排进一步检查。

（2）同时具备上述结肠镜和/或放射影像学特征者，可临床拟诊。

（3）如再具备上述黏膜活检和/或手术切除标本组织病理学特征者，可以确诊。

（4）初发病例特征如临床表现、结肠镜检查和活检组织学改变不典型者，暂不确诊UC，应予密切随访。

二、克罗恩病（CD）诊断

CD诊断尚无金标准，需结合各方面表现及检查结果进行综合分析并密切随访。

（一）流行病学和临床表现

CD最常发生于青年期，发病高峰年龄为18~35岁，男性略多于女性（男女比约为1.5∶1）。

临床表现多样，包括消化道表现、全身性表现、肠外表现和并发症。消化道表现主要有腹泻和腹痛，可有血便；全身表现主要有体重减轻、发热、食欲不振、疲劳、贫血等，青少年患者可见生长发育迟缓；肠外表现与UC相似（详见UC诊断部分）；并发症常见的有瘘管、腹腔脓肿、肠腔狭窄和肠梗阻、肛周病变（肛周脓肿、肛周瘘管、皮赘、肛裂等），少见的则有消化道大出血、肠穿孔，病程长者可发生癌变。

腹泻、腹痛、体重减轻是CD的常见症状，如有这些症状出现的，特别是年轻患者，要考虑患有CD的可能，如伴肠外表现和/或肛周病变则高度疑为CD。肛周脓肿和肛周瘘管可为少部分CD患者的首诊表现，应予注意。

（二）实验室检查

❶ 评估

需评估患者肠道炎症程度和全身营养状况等。

❷ 初步实验室检查

初步实验室检查应包括血常规、C-反应蛋白（C-reactive protein, CRP）、红细胞沉降率（erythrocyte sedimentation rate, ESR）、血清白蛋白等，有条件

者可做粪便钙卫蛋白检测。抗酿酒酵母菌抗体（anti-sacchromyces cerevisiae antibody, ASCA）或抗中性粒细胞胞质抗体（anti-neutrophil cytoplasmic antibody, ANCA）不作为CD的常规检查项目。

③ 粪便检查

粪便检查能更直接地反应疾病进程，其无创、便捷与经济性使其在IBD辅助检查中具有较为重要的地位。表1-2为除粪便常规外的检测指标及其作用。

表1-2 常用检测指标及其作用（除粪便常规外）

检测指标类型	名称	作用
炎性指示物	钙卫蛋白（Cal）	来源于中性粒细胞，粪便Cal水平可用于判断UC活动性和预测复发可能性，但感染性肠病者也存在，不具有诊断特异性
	粪便钙卫蛋白（fecal calprotectin, FCP）	鉴别和初步筛查IBD、肠易激综合征、肠道肿瘤性疾病，也可用于IBD诊断、疗效评估及预测复发可能性
	基质金属蛋白酶（matrix metalloproteinase, MMP）	粪便中MMP-9为黏膜损害的一个标志，在UC患者中升高明显，在CD患者中仅轻微升高，可用于评价UC患者的黏膜炎症和损害情况
	髓过氧化物酶（myelo-peroxidase, MPO）	可作为内镜和组织学检查的客观补充，但由于其在粪便中存在时间短、不稳定的特性，在临床应用中有所限制
抗体	可溶性CD14（soluble CD14, sCD14）	为细菌内毒素的特异性受体，IBD患者sCD14水平高，且与疾病活动性相关，经治疗后可恢复正常水平，对IBD的病情评估、治疗效果评价、复发预测及预后判断具有较高的价值

（续表）

检测指标类型	名称	作用
抗体	抗中性粒细胞胞浆抗体，抗酿酒酵母抗体，抗小肠杯状细胞抗体和抗胰外分泌腺抗体，抗细胞外膜孔道蛋白C抗体（Anti-Ompc），I2抗体（Anti-I2），抗CBirl抗体（Anti-cBirl）等	对诊断IBD有一定意义，联合监测更为有效
相关细菌毒素基因	肠侵袭性大肠埃希菌（enteroinvasive E.coli, EIEC）毒力因子vira基因，肠产毒性大肠埃希菌（ETEC）的热不稳定毒力因子LT基因，产气荚膜梭菌外α毒素（cpa）基因，拟杆菌肠毒素bft基因，艰难梭菌A（cdtA）基因，艰难梭菌B（cdtB）基因	其作为组织学标记物的潜在应用价值有待进一步研究
脱落细胞学	—	多用于监测IBD患者癌变风险，对于病情评估有一定的帮助
粪便培养菌群	—	肠道菌群失衡与IBD发病高度相关，粪便培养菌群分析对IBD的发病机制、活动性、预后评估和复发预测均有积极意义

（三）内镜检查

① 结肠镜检查

结肠镜检查和黏膜组织活检应列为CD诊断的首选检查项目，结肠镜检查应达末段回肠。早期CD内镜下表现为阿弗他溃疡，随着疾病发展，溃疡可逐渐增大加深，彼此融合形成纵行溃疡。CD病变多为非连续性改变，病变间黏膜可完全正常。CD在其他常见内镜下表现为卵石征、肠壁增厚伴不同程度狭窄、团簇样息肉增生等。少见直肠受累和/或瘘管开口，环周及连续的病变。

必须强调的是，无论结肠镜检查结果为确诊CD或疑诊CD，均需选择有关检查（详见下述）明确小肠和上消化道的累及情况，以便为诊断提供更多证据及进行疾病评估。

② 小肠胶囊内镜检查

小肠胶囊内镜（small bowel capsule endoscopy, SBCE）检查对小肠黏膜异常相当敏感，但对一些轻微病变的诊断缺乏特异性，且有发生滞留的危险。主要适用于疑诊CD但结肠镜及小肠放射影像学检查阴性者。SBCE检查阴性倾向于排除CD，阳性结果需综合分析并常需进一步检查证实。

③ 小肠镜检查

目前我国常用的是气囊辅助式小肠镜（balloon assisted enteroscopy, BAE）。该检查可直视观察病变部位、取活检和进行内镜下治疗。该检查为侵入性检查，有一定的并发症发生风险，主要适用于其他检查（如SBCE或放射影像学）发现小肠病变或上述检查结果呈阴性而临床高度怀疑小肠病变需进行确认及鉴别者，或已确诊CD但需要行BAE检查以指导或进行治疗者。小肠镜下CD病变特征与结肠镜下所见相同。

④ 胃镜检查

少部分CD病变可累及食管、胃和十二指肠，但一般很少累及单个部位。原则上胃镜检查应列为CD的常规检查项目，尤其是有上消化道症状、儿童和IBD类型待定（inflammatory bowel disease unclassified, IBDU）患者。

（四）影像学检查

① CT小肠成像（CTE）或MR小肠成像（MRE）

CTE或MRE是评估小肠炎性病变的标准影像学检查。有条件的单位应将此检查列为CD诊断的常规检查项目。该检查可反映肠壁的炎症改变状况、病变分布的部位和范围、狭窄（炎症活动性或纤维性狭窄）的存在及其可能的性质、肠腔外并发症（如瘘管形成、腹腔脓肿或蜂窝织炎）等。

活动期CD典型的CTE表现为肠壁明显增厚（>4 mm）；肠黏膜明显强化伴有肠壁分层改变，黏膜内环和浆膜外环明显强化，呈"靶症"或"双晕征"；肠系膜血管增多、扩张、扭曲，呈"木梳征"；相应系膜脂肪密度增

高、模糊；肠系膜淋巴结肿大等。

CTE与MRE评估小肠炎性病变的精确性相似，后者较费时，对设备和技术要求较高，但无放射线暴露之虑，推荐用于监测累及小肠患者的疾病活动度。CTE或MRE可更好地扩张小肠，尤其是近段小肠的检查，可能更有利于高位CD病变的诊断。对肛瘘者行直肠MR检查有助于确定肛周病变的位置和范围，了解瘘管类型及其与周围组织的解剖关系。

❷ *钡剂灌肠及小肠钡剂造影*

钡剂灌肠已被结肠镜检查代替，但对于肠腔狭窄无法行结肠镜检查者仍有诊断价值。

小肠钡剂造影敏感性低，已被CTE或MRE代替，但对无条件行CTE检查的单位则仍是小肠病变检查的重要技术。小肠钡剂造影对肠腔狭窄的动态观察可与CTE或MRE互补，必要时可两种检查方法同时使用。X线片所见为多发性、跳跃性病变，病变处见裂隙状溃疡、卵石样改变、假息肉、肠腔狭窄、僵硬，可见瘘管。

❸ *经腹肠道超声检查*

经腹肠道超声检查可显示肠壁病变的部位和范围、肠腔狭窄、肠瘘及脓肿等。CD主要超声表现为：肠壁增厚（≥4mm）；回声减低，正常肠壁层次结构模糊或消失；受累肠管僵硬，结肠袋消失；透壁炎症时可见周围脂肪层回声增强，即脂肪爬行征；肠壁血流信号较正常情况下增多；内瘘、窦道、脓肿和肠腔狭窄；其他常见表现有炎性息肉、肠系膜淋巴结肿大等。超声造影对于经腹超声判断狭窄部位的炎症活动度有一定价值。超声检查方便、无创，患者接纳度好，对CD的初筛及治疗后疾病活动度的随访有一定帮助，值得进一步研究。

（五）病理组织学检查

❶ *取材要求*

黏膜病理组织学检查需多段（包括病变部位和非病变部位）、多点取材。外科标本应沿肠管的纵轴（肠系膜对侧缘）切开，取材应包括淋巴结、末端回肠和阑尾部分。

② 大体病理特点

（1）节段性或者局灶性病变。

（2）融合的纵行线性溃疡。

（3）卵石样外观，瘘管形成。

（4）肠系膜脂肪包绕病灶。

（5）肠壁增厚和肠腔狭窄等特征。

③ 外科手术切除标本诊断CD的光学显微镜下特点

（1）透壁性炎。

（2）聚集性炎症分布，透壁性淋巴细胞增生。

（3）黏膜下层增厚（由纤维化-纤维肌组织破坏和炎症、水肿造成）。

（4）裂隙状溃疡。

（5）非干酪样肉芽肿（包括淋巴结）。

（6）肠道神经系统的异常（黏膜下神经纤维增生和神经节炎，肌间神经纤维增生）。

（7）相对比较正常的上皮-黏液分泌保存（杯状细胞通常正常）。

④ 内镜下黏膜活检的诊断

局灶性的慢性炎症、局灶性隐窝结构异常和非干酪样肉芽肿是公认最重要的内镜下黏膜活检特点。

⑤ 病理诊断

CD的病理学诊断通常要求观察到3种以上特征性表现（无肉芽肿时）或观察到非干酪样肉芽肿和另一种特征性光镜下表现，同时需要排除肠结核等其他疾病。相比内镜下活检标本，手术切除标本可观察到更多的病变，诊断价值更高。

（六）诊断要点

在排除其他疾病的基础上，可按下列要点诊断。

（1）具备上述临床表现者可临床疑诊，并安排进一步检查。

（2）同时具备上述结肠镜或小肠镜（病变局限在小肠者）特征及影像学（CTE或MRE，无条件者采用小肠钡剂造影）特征者，可临床拟诊。

（3）如再加上活检提示CD的特征性改变且能排除肠结核，可做出临床诊断。

（4）如有手术切除标本（包括切除肠段及病变附近淋巴结），可根据病理标准做出病理确诊。

（5）对无病理确诊的初诊病例随访6～12个月以上，根据患者对治疗的反应及病情变化判断，对于符合CD自然病程者可做出临床确诊。

（6）如与肠结核混淆不清但倾向于肠结核时，应按肠结核进行诊断性治疗8～12周，再行鉴别。

世界卫生组织曾提出6个诊断要点的CD诊断标准，该标准被世界胃肠组织（World Gastroenterology Organization, WGO）推荐，可供参考。

UC和CD的鉴别如表1-3所示。

表1-3　UC和CD的鉴别

鉴别要点	UC	CD
性质	慢性非特异性结肠炎症	慢性肉芽肿性结肠性炎症
症状	脓血便较多	脓血便少
病变分布	连续性分布	节段性分布
累及部位	绝大多数直肠和少见末端回肠	胃肠道各部位（以末端回肠为主）
临床表现	腹泻、腹痛和黏液性血便	腹痛、腹泻、瘘管、肛门病变等
内镜表现	溃疡浅，黏膜弥散性充血性水肿、颗粒状、脆性增强	纵行或匍行溃疡，周围黏膜正常或鹅卵石样改变
病理表现	病变主要发生在黏膜层，有浅溃疡，隐窝囊肿，杯状细胞减少	节段性全壁炎，有裂隙状溃疡、非干酪性肉芽肿等

（续表）

鉴别要点	UC	CD
诊断标准	临床表现、结肠镜检查、黏膜病理学检查、钡剂灌肠检查	临床表现、影像学检查、内镜检查、活检、切除标本
诊断举例	UC初发型、中度、直乙状结肠受累、活动期	CD小肠型、中度、活动期、肛周脓肿
疗效标准	完全缓解、有效、无效	临床缓解、有效、无效

（李泽斌　戴世学）

参考文献：

［1］冯云，刘玉兰. 炎症性肠病的肠外表现的研究进展［J］. 胃肠病学和肝病学杂志，2015，24（6）：631-640.

［2］李猛，丁康，杨旭，等. 炎症性肠病皮肤表现的分类和总结［J］. 胃肠病学和肝病学杂志，2019，28（7）：821-825.

［3］张金玲，杜光，李娟. 炎症性肠病免疫发病机制的研究进展［J］. 胃肠病学和肝病学杂志，2019，28（9）：1051-1055.

［4］刘占举. 炎症性肠病研究的热点和展望［J］. 中华炎症性肠病杂志，2019，3（1）：2-4.

［5］曹婷，曲波，李惠. 炎症性肠病发病机制研究进展［J］. 胃肠病学，2016，21（9）：569-572.

［6］卢筱洪. 肠道微生态与炎症性肠病［J］. 临床内科杂志，2016，33（10）：662-665.

［7］吴开春，梁洁，冉志华，等. 2018炎症性肠病诊断与治疗的共识意见［J］. 中华消化杂志，2018，38（5）：292-311.

［8］王龙，辛毅，梅俏. 粪便检测在炎症性肠病评估中的价值［J］. 实用医学杂志，2016，32（8）：1359-1361.

［9］BERNSTEIN C N, FRIED M, KRABSHUIS J H, et al. World Gastroenterology Organization Practice Guidelines for the diagnosis and

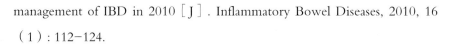

management of IBD in 2010 [J] . Inflammatory Bowel Diseases, 2010, 16
（1）: 112-124.

［10］NG S C, SHI H Y, HAMIDI N, et al.Worldwide incidence and prevalence
of inflammatory bowel disease in the 21st century : a systematic review of
population-based studies [J] . Lancet，2017 : 390.

［11］NG S C, TANG W, CHING J Y, et al. Incidence and phenotype of
inflammatory bowel disease based on results from the Asia-Pacific Crohn's
and colitis epidemiology study [J] . Gastroenterology, 2013, 145（1）:
158-165.

［12］LEPAGE P, COLOMBET J, MARTEAU P, et al. Dysbiosis in
inflammatory bowel disease: a role for bacteriophages? [J] . Gut, 2008,
57（3）: 424-425.

· 第二章 ·
炎症性肠病的
药物治疗及护理

实 / 用 / 炎 / 症 / 性 / 肠 / 病 / 护 / 理

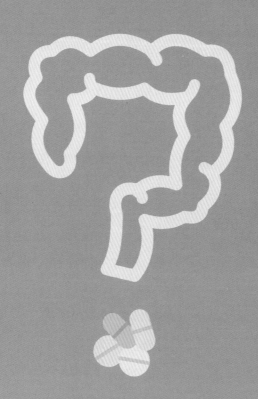

炎症性肠病（IBD）的显著特征之一是由于存在慢性肠道炎症而导致黏膜溃疡和肠功能的进行性破坏。IBD活动性的评估对于指导治疗决策和随访至关重要。

长期以来，IBD的传统治疗以急性期控制病情发作、维持缓解、减少复发、防止并发症、保证患者的生活质量为目标。早期临床治疗以缓解临床症状为主要目标，但这并不能完全改变IBD的病程，临床实践中发现部分临床症状缓解的IBD患者仍存在不同程度的黏膜损伤和黏膜炎症。肠道持续存在的炎症反应可进一步导致肠道结构的不可逆改变，并进一步出现肠腔狭窄、瘘管、脓肿形成，甚至癌变，患者往往需要反复住院，甚至需要通过外科手术治疗，这严重影响了患者的生活质量，因此，IBD治疗目标不应仅限于临床缓解。

近年来，由于基础研究的进展，众多的IBD免疫性炎症靶标得以被揭示，从而研制出多种生物制剂药物。基于生物制剂经临床多中心试验取得良好的效果，传统的以缓解临床症状为治疗目标出现了变化。越来越多的共识意见和临床指南将黏膜愈合（mucosal healing, MH）作为新的治疗目标，MH可改善IBD预后，MH与持续的临床缓解、无类固醇缓解、住院和手术率降低有关。但是，已经达到MH的IBD患者，其肠道黏膜组织中仍然存在不同程度的炎症，因此在MH的基础上又提出了更高的治疗目标，即深度缓解（deep remission, DR），这也是国际炎症性肠病组织（International Organization for the study of Inflammatory Bowel Disease, IOIBD）最近推荐的临床实践目标。然而，对于这个概念目前还有争论，多数学者认为DR应该包括临床、内镜组织学缓解，追求阻止或逆转肠道损伤，并改变IBD自然病程的新目标。

IBD治疗方案的选择主要依据疾病的严重程度、病变部位及相关并发症，治疗方法强调个体化，根据患者对不同治疗手段的反应及对药物耐受情况随时调整治疗方案。目前治疗IBD的药物包括氨基水杨酸制剂、肾上腺糖皮质激素、免疫抑制剂等化学制剂，以及人鼠嵌合体IgG1单克隆抗体、英夫利西单抗（infliximab, IFX）、全人源单克隆抗体、阿达木单抗（adalimumab, ADA）和维多珠单抗等生物制剂。

IBD患者需要进行长期用药和治疗监测，绝大部分患者能通过规范治疗达到临床缓解、防治并发症和改善生存质量的目的。然而，IBD患者治疗依从性不容乐观，治疗依从性低的IBD患者复发率较规范治疗患者明显增高，每年的医疗费用支出也相应增加。

对IBD患者而言，护士是IBD药物治疗的执行者和监督者，是引导IBD患者规范化实施药物治疗、指导正确用药和加强健康教育的重要主体。护士的专业指导及密切随访能提高患者治疗依从性，进一步提高临床疗效，改善IBD预后。

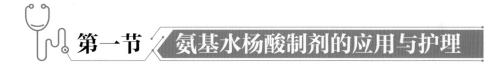

第一节 氨基水杨酸制剂的应用与护理

一、临床应用

5-氨基水杨酸类药物（表2-1）是临床应用最早、不良反应最少、使用最多的治疗IBD的药物，适用于轻、中症的IBD患者。美沙拉嗪、奥沙拉嗪、巴柳氮、柳氮磺吡啶（表2-2、表2-3）均属于氨基水杨酸类药物，但其治疗作用却与对环氧酶的抑制作用无关。传统的非甾体抗炎药及选择性抑制剂（如塞来昔布）可能会加重炎症性肠病。

表2-1 氨基水杨酸制剂用药方案

药品名称	释放部位	剂型	推荐剂量及用法
5-氨基水杨酸：美沙拉嗪	回肠末端、结肠	颗粒剂、片剂	2~4 g/d，分次口服或顿服
	远段空肠、回肠、结肠	栓剂、灌肠剂、泡沫剂、凝胶剂	直肠炎栓剂每晚1次；直乙结肠灌肠剂隔天至数天1次

（续表）

药品名称	释放部位	剂型	推荐剂量及用法
5-氨基水杨酸前体药：奥沙拉嗪	结肠	片剂、胶囊	2~4 g/d，分次口服
5-氨基水杨酸前体药：巴柳氮	结肠	片剂、胶囊、颗粒剂	4~6 g/d，分次口服
柳氮磺吡啶	结肠	片剂	3~4 g/d，分次口服

表2-2　美沙拉嗪、奥沙拉嗪、巴柳氮、柳氮磺吡啶的比较

名称	成分	折算为1.00 g美沙拉嗪的剂量	适应证	能否与抗菌药物合用
美沙拉嗪	5-氨基水杨酸	1.00 g	克罗恩病、溃疡性结肠炎	可以
奥沙拉嗪	两个5-氨基水杨酸的偶氮化合物	1.00 g	溃疡性结肠炎、克罗恩病	不宜
巴柳氮	5-氨基水杨酸与磺胺吡啶的偶氮化合物	0.40 g	轻度至中度的活动性溃疡性结肠炎	不宜
柳氮磺吡啶	5-氨基水杨酸与惰性化合物（无生物活性）的偶氮化合物	0.36 g	溃疡性结肠炎、克罗恩病、类风湿关节炎	不宜

表2-3　美沙拉嗪不同剂型的特点

药品名称	剂型	释放部位	作用
美沙拉嗪肠溶片和美沙拉嗪缓释片	乙基纤维素包衣制剂	空肠、回肠、结肠	可用于治疗克罗恩病（好发部位为回肠和结肠）
美沙拉嗪缓释颗粒	PH依赖性聚甲基丙烯酸酯包衣制剂	回肠末端和结肠	更适用于治疗溃疡性结肠炎

（续表）

药品名称	剂型	释放部位	作用
美沙拉嗪栓	栓剂	直肠	仅用于治疗累及直肠的溃疡性结肠炎
美沙拉嗪灌肠液	灌肠液	结肠	可用于治疗累及结肠的溃疡性结肠炎

二、护理措施

（一）口服用药指导

（1）对磺胺类及水杨酸盐过敏者禁用氨基水杨酸制剂，患者用药前须了解过敏史。

（2）向患者解释用药目的，嘱咐患者维持治疗需要3~5年或更长时间，不可随意停药。

（3）告知患者药物的主要作用机制、用法、剂量、注意事项及有关副作用。

（4）美沙拉嗪肠溶片不可嚼碎或压碎服用，应在餐前1h用足够量的水送服整片药物。美沙拉嗪颗粒不能咀嚼，可在进餐时用一杯水漱口服。美沙拉嗪缓释片不可嚼碎服用，可掰开服用或置入水中成悬浮液后饮用。

（5）奥沙拉嗪应在进餐时服用，如发现漏服可立即补服，但不能同时服用两倍剂量的药物。另外，用药期间接种水痘疫苗可能增加发生瑞氏综合征（Reye syndrom, RS）的风险，因此接种疫苗6周内最好不要服用奥沙拉嗪。

（6）巴柳氮片剂餐后30min左右及睡前15~30 min服药，胶囊剂及颗粒剂餐前30 min服用。有严重心肝肾功能损害及有支气管哮喘史患者不应使用。

（7）服柳氮磺吡啶期间，应鼓励患者多饮水，增加尿量排出，以防结晶尿的发生。柳氮磺吡啶肠溶片不可压碎或掰开服用，在进餐时服用为佳。用柳氮磺吡啶维持治疗期间，需补充叶酸。妊娠期妇女和哺乳期妇女禁用柳氮磺吡啶。

（8）特殊人群用药指导见表2-4。

表2-4　特殊人群用药指导

药物类别	儿童	妊娠期妇女	哺乳期妇女	老年人
美沙拉嗪	2岁以下儿童不宜使用	慎用	慎用	酌情减量
奥沙拉嗪	尚无资料	慎用	慎用	尚无资料
巴柳氮	尚无资料	慎用	慎用	尚无资料
柳氮磺吡啶	2岁以下儿童禁用	禁用	禁用	避免使用

（二）灌肠剂操作方法

❶　准备

准备灌肠剂，最常用的是灌肠栓剂，如图2-1所示。

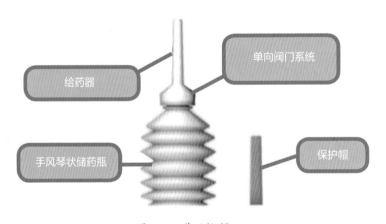

图2-1　灌肠栓剂

❷　操作步骤

（1）患者每晚睡前用药，先排空大小便，后用皂液在流动水下洗净双手。

（2）将灌肠栓剂摇匀30 s，取下灌肠栓剂前端保护帽。

（3）患者取左侧卧位，左腿伸直，右腿向前微弯曲以支持身体姿势平衡（图2-2）。

（4）小心地将药瓶的药管慢慢插入肛门，药瓶稍微向下倾斜，以平稳匀速的压力用手慢慢挤压储药瓶，将瓶内全部药液自底部向前挤入结肠内。

（5）拔出灌肠器，嘱咐患者平卧30 min以上，使药液缓慢向结肠深处流入。

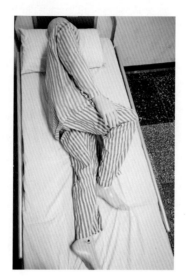

图2-2　灌肠体位

❸　注意事项

（1）若栓剂在10 min内流泻，需重新塞入新的栓剂。

（2）患者最好能保持至第2天再排大便，使药液在结肠内停留较长时间（图2-3），以便发挥最大疗效。

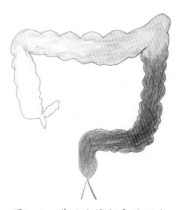

图2-3　灌肠液停留在结肠内

（三）观察药物不良反应

❶ 过敏反应

氨基水杨酸类药物容易出现过敏反应，尤其以柳氮磺吡啶常见。主要表现为全身呈现不同程度的红色皮疹伴瘙痒，严重者可发生渗出性多形红斑、剥脱性皮炎和大疱表皮松解萎缩性皮炎等，也可表现为光敏反应、药物热、关节及肌肉疼痛、发热等血清病样反应。轻症者可继续使用，并加用抗过敏药物，症状明显者，应立即停用，改用其他药物治疗。

❷ 肝肾功能损害和骨髓抑制

在治疗开始2周后，检测血细胞计数和肝肾功能。此后，每用药4周检测1次血细胞计数和肝肾功能。观察2～3个月后，如果未见异常，每3个月进行1次相应的检查。

第二节　肾上腺糖皮质激素的应用与护理

一、临床应用

肾上腺糖皮质激素（glucocorticoids, GCS）是单一用药时最为有效的抑制IBD急性活动性炎症的药物。该类制剂短期疗效好，可控制炎症，抑制自身免疫反应，减轻中毒症状，多用于IBD重症、急性活动期患者。因该类药物长期使用会发生程度较大的不良反应，不宜用作维持治疗药物。GCS类常用药物有氢化可的松、地塞米松、泼尼松龙、布地奈德、二丙酸倍氯松和巯氢可的松等。

（一）用药途径

可分为口服用药、静脉用药、局部用药（灌肠）3种方式。

（二）用药剂量

泼尼松0.75～1 mg/（kg·d）（其他类型全身作用激素的剂量按相当于上述泼尼松剂量折算）给药。症状缓解后开始逐步减量，由于快速减量会导致早期复发，故应每周减5 mg，减至20mg/d时每周依次减2.5 mg至停用。

重度UC首选静脉用糖皮质激素：甲泼尼龙40～60 mg/d，或泼尼松龙300～400 mg/d，用药剂量加大并不会增强疗效，但剂量不足会降低疗效。

（三）禁忌证

严重精神病史和癫痫、活动性消化性溃疡、骨折、创伤修复期、角膜溃疡、严重高血压、严重糖尿病、未能控制的感染（如水痘、真菌感染）、活动性肺结核、较严重的骨质疏松、妊娠初期及产褥期、寻常型银屑病等禁用。

（四）副作用

❶ 短期（6周内）使用带来的副作用

体重增加、情绪波动、痤疮、脱发、较大关节的供血问题、感染风险增加、食欲增强、精力旺盛及血糖升高等。

❷ 长期（超过6周）使用带来的副作用

皮肤变薄、易碰伤、骨质疏松症，以及糖皮质激素诱导的糖尿病、高血压和白内障。

二、护理措施

（一）正确给药

（1）使用药物前评估患者是否存在用药禁忌。

（2）掌握药物配伍禁忌，避免与以下药物联合使用：排钾利尿药、抗真菌药、抗癫痫药、氨基糖苷类和氯霉素类抗菌药、解热消炎镇痛药、降糖药、强心苷、蛋白质同化激素等。

（3）采用顿服的方法，时间应定在早晨8:00左右，饭后服用，以尽可能符合激素的生理分泌规律并减少对胃肠道的刺激。同理，静脉输注时间亦应定在早晨8:00左右。

（4）逐步缓慢减药，防止撤药综合征（特征是头晕、虚弱、头痛、关节痛，有时甚至出现晕厥、意识丧失）。

（二）用药指导

（1）患者用药期间保持低盐、低脂、高蛋白饮食，适当补充钾、钙及维生素D等营养元素。

（2）用药期间要监测血压和血糖变化。

（3）遵医嘱减药，切勿突然停药，以免引发反跳现象。

（4）灌肠的副作用比口服的要小，但因为药液仍可被吸收入血液，所以灌肠不应超过12周。

（三）预防感染

（1）嘱患者保持皮肤清洁，注意口腔和会阴清洁卫生，勤剪指甲，以免抓伤皮肤，穿宽松、柔软的棉质衣物，以保护皮肤完整性，预防感染。

（2）保持病室内环境卫生清洁，并保持空气流通，去人群密集场所应佩戴口罩。

（3）观察体温变化。若出现发热，及时报告医生对症处理。

（四）心理护理

适当向患者说明和解释用药后可能出现的不适反应，缓解患者紧张情绪，减轻患者心理压力。对向心性肥胖的患者做好心理疏导，告知患者停药后肥胖可自行消退。

第三节 免疫抑制剂的应用与护理

免疫抑制剂在IBD的治疗中占有重要地位。现在使用的免疫抑制剂有两类，一类是传统免疫抑制剂，包括硫唑嘌呤（azathioprine, AZA）、6-巯基嘌呤（6-mercaptopurine, 6-MP）、甲氨蝶呤（methotrexate, MTX）、沙利度胺（thalidomide）等；另一类是新型免疫抑制剂，包括环孢素A（ciclosporin A, CsA）、他可莫司（tacrolimus）、吗替麦考酚酯（mycophenolate mofetil, MMF），这些免疫抑制剂用于治疗激素依赖或激素无效的IBD患者。

一、临床应用

免疫抑制剂起效相对较慢，主要用于IBD的维持缓解，一般单独使用或与生物制剂和/或抗生素联合使用。对于慢性活动性患者，免疫抑制剂的应用可加速糖皮质激素撤离或减少其用量。其适应证包括以下两类。

（一）溃疡性结肠炎（UC）

（1）糖皮质激素治疗无效或依赖的患者。

（2）糖皮质激素导致明显副作用不能耐受者。

（3）氨基水杨酸类药物不耐受者。

（4）急性重症UC的挽救治疗。

（二）克罗恩病（CD）

（1）糖皮质激素治疗无效或依赖的患者。

（2）糖皮质激素导致明显副作用不能耐受者。

（3）合并慢性瘘管者，包括肛周、直肠、阴道、腹壁、胃结肠及回肠膀胱瘘管等患者。

（4）手术后预防复发。

免疫抑制剂需长期使用（如AZA建议使用4年以上），但其不良反应多，须重视其毒副作用，如骨髓抑制、肝肾毒性、感染，甚至诱发恶性肿瘤。

二、护理措施

（一）正确给药

严格遵医嘱用药，正确掌握用药剂量和疗程，叮嘱患者不能自行减少药量或停药，需足量、定时、不间断用药，以保证有效血药浓度，如患者出现腹泻、呕吐等情况，应遵医嘱适当补服。

（二）观察药物疗效及不良反应

观察患者用药后的胃肠道反应和皮肤黏膜反应等。建议患者饭后2 h服药，这样既有利于药物吸收，也有利于减轻胃肠道反应。

（三）健康指导

（1）由于药物作用导致患者免疫力下降，嘱患者用药期间避免接触感冒或有感染症状人员，避免去人群密集场所，必要时需佩戴口罩。

（2）嘱患者注意休息，保证充足睡眠。

（3）嘱患者养成良好的卫生习惯，勤洗手，注意口腔卫生。

（4）嘱女性患者用药期间避免妊娠。

（5）定期监测血药浓度、血常规、肝肾功能等指标。

第四节 生物制剂的应用与护理

随着对IBD发病机制研究的深入，生物药物治疗成为研究的新方向。治疗IBD的抗肿瘤坏死因子α（tumor necrosis factor-α，TNF-α）单克隆抗体包括人鼠嵌合体IgG1单克隆抗体、英夫利西单抗（infliximab, IFX）、全人源单克隆抗体、阿达木单抗（adalimumab, ADA）、聚乙二醇人源化单克隆抗体的抗原结合片段（fragment of antigen binding，Fab）和赛妥珠单抗（certolizumab pegol, CZP）。目前，经国家药品监督管理局批准应用于治疗IBD的生物制剂包括IFX、维得利珠单抗、ADA、乌司奴单抗。其中，IFX是我国最早批准的可用于治疗IBD患者的生物制剂，在国内积累了较多的使用经验并获得了较多的研究成果。

一、临床应用

（一）适应证

（1）非狭窄非穿透型克罗恩病（B1型）。

（2）狭窄型克罗恩病（B2型）。

（3）瘘管型克罗恩病（B3型）。

（4）儿童及青少年克罗恩病。

（5）肠切除术后克罗恩病。

（6）中度及重度溃疡性结肠炎。

（二）禁忌证

（1）过敏。对IFX、其他鼠源蛋白或IFX中任何药物成分过敏者；对ADA或其制剂中其他成分过敏者。

（2）感染。活动性结核病患者或其他活动性感染者，包括败血症、腹腔和/或腹膜后感染或脓肿、肛周脓肿等克罗恩病并发症，机会性感染如巨细胞病毒、难辨梭状芽孢杆菌感染等。

（3）中重度心力衰竭（纽约心脏病学会心功能分级Ⅲ/Ⅳ级）者。

（4）有神经系统脱髓鞘病变者。

（5）近3个月内接受过活疫苗接种者。

（三）用药前筛查

抗肿瘤坏死因子治疗前需完善活动性感染的筛查，尤其需注意结核分枝杆菌和慢性乙型肝炎病毒感染。

如有下列情况，先行抗隐性结核预防性治疗再使用IFX：①胸片提示陈旧性肺结核；②PPD皮试（结核菌素试验）阳性；③T-SPOT.TB（结核感染T细胞检测）阳性；④近期有结核病接触史，但可排除活动性结核病。既往有结核病史、已接受标准治疗并经鉴定治愈者可直接开始IFX治疗（图2-4）。

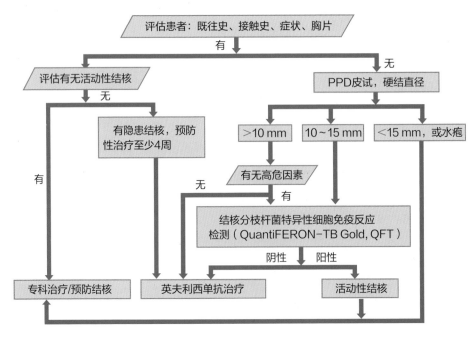

图2-4　结核筛查流程

乙型肝炎表面抗原（hepatitis B surface antigen, HBsAg）呈阳性且肝功能正常患者，不论乙型肝炎病毒脱氧核糖核酸（HBV-DNA）处于何种水平，均需预防性使用核苷类药物进行抗病毒治疗。推荐在抗TNF治疗前2周开始进行抗病毒治疗，持续至抗TNF药物停用后至少6个月。

（四）用药剂量与疗程

❶ 英夫利西单抗（IFX）

在第0、第2、第6周以5mg/kg剂量静脉注射诱导缓解，随后每隔8周给予相同剂量维持治疗。治疗过程中药物剂量应随体重增长而相应调整，推荐使用定期规律给药的长期维持疗法。

❷ 阿达木单抗（ADA）

建议初始（第1天）剂量为160 mg（1天内皮下注射40 mg×4支，或连续2天皮下注射每日40 mg×2支）。第2次用药为初次用药2周后（第15天），给予阿达木单抗80 mg。第2次用药2周后（第29天），开始隔周40 mg维持治疗。对于UC患者，仅对用药第8周后（第57天）达到临床缓解的患者继续维持使用。

❸ 乌司奴单抗

首次推荐剂量约为6 mg/kg静脉滴注（根据体重确定的单次静脉滴注分层剂量为：体重≤55 kg者推荐剂量260 mg，55 kg＜体重≤85 kg者推荐剂量390 mg，体重＞85 kg者推荐剂量520 mg），8周后皮下注射90 mg，此后建议每隔12周皮下注射90 mg；如果患者在每12周给药1次期间失去应答，可将给药频率增加至每8周给药1次，这可能对患者有益。之后患者可以每8周或每12周给药1次，具体给药频率由临床状况决定。

❹ 维得利珠单抗

起始方案（诱导阶段）在0周、2周和6周时，静脉滴注300 mg；其后维持阶段，每8周1次静脉滴注300 mg；在第14周时，对没有显示治疗获益的患者终止使用维得利珠单抗。

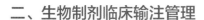

二、生物制剂临床输注管理

（一）护士培训

负责输注生物制剂的护士需经过专职培训，并需通过理论与操作考核。护士需要掌握生物制剂相关知识，了解治疗的副作用并知道如何处理输液反应。初次从事输注操作者需至少参加2次观摩学习和1次指导下操作，考核合格后方可独立操作。

（二）物品准备

（1）患者信息登记本。

（2）输注工具。包括注射器（7~9G针头）、精密恒速泵、带有≤1.2μm专用过滤膜的精密输液管。

（3）药物。包括注射用水、生理盐水、生物制剂、过敏反应抢救盒（肾上腺素注射液、地塞米松注射液、苯海拉明注射液）。

（4）药物冰箱，温度设置为2~8℃。

（5）配备氧气等急救物品。

（三）注射环境和辅助设备

输注生物制剂场所应配备急救医疗设备，有条件的医院设置专门输注生物制剂的科室或病房，创造温馨舒适的环境，并且配备健康手册、电视机等健康教育宣传设施。

（四）注射工作流程

注射工作流程如图2-5所示。

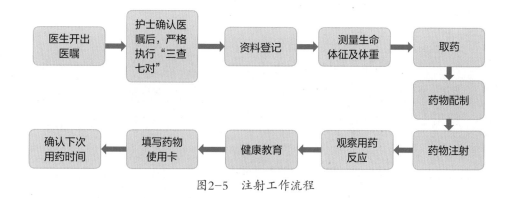

图2-5 注射工作流程

（五）不良反应应对

制订不良反应应急预案，定期进行急性重度输液反应演练。护士应熟知生物制剂治疗不良反应事件（表2-5）。

表2-5 生物制剂治疗不良反应事件汇总

部位	不良反应
全身	乏力、胸痛、水肿、潮热、疼痛、寒战
皮肤及附属物	皮疹、瘙痒、荨麻疹、出汗增加、皮肤干燥、真菌性皮炎、甲真菌病、湿疹、脂溢性皮炎、脱发
中枢及外周神经系统	头痛、眩晕、失眠、嗜睡
胃肠道系统	恶心、腹泻、腹痛、消化不良、肠梗阻、呕吐、便秘
呼吸系统	上呼吸道感染、下呼吸道感染（包括肺炎）、呼吸困难、鼻窦炎、胸膜炎、肺水肿
机体防御系统	病毒性感染、发热、脓肿、蜂窝组织炎、念珠菌病
肌肉骨骼系统	肌肉痛、关节痛
外周血管	面部潮红、血栓性静脉炎、瘀斑、血肿
心血管系统	高血压、低血压、心悸、心动过缓
肝胆系统	肝功能异常
泌尿系统	泌尿道感染
眼部	结膜炎
给药部位	输注部位反应

（续表）

部位	不良反应
网状内皮系统	淋巴结病
自身免疫系统	自身抗体增加
血液系统	贫血、嗜中性粒细胞减少症

（六）健康宣教

（1）编辑并发放健康手册。包括生物制剂的药物说明、用药指导，康复训练（如肌力训练、关节功能锻炼），以及饮食指导、心理指导等。

（2）预防感染。保持室内空气流通，嘱咐患者不要到人群密集场所，若需到医院等人群密集空气浑浊的地方或需接触感染者时，必须佩戴口罩。嘱患者注意个人卫生，预防肛周、会阴感染，及时治疗感染（如上呼吸道感染、肛周感染、会阴结节、脓肿等）。

（3）适量运动。患者每日保持有氧运动30～45 min（如慢跑、游泳、爬山、骑自行车等）。

（4）保证充足的睡眠。每日连续睡眠6～8 h，不熬夜。

（5）科学饮食。要戒烟酒，记录饮食日记。

（6）做好信息咨询。接受手术或疫苗注射前应向医生咨询，并告知生物制剂的用药史。

（7）按时用药，定时回院复查炎症指标、感染指标、营养指标，进行肠镜、肛周MR、肠道超声检查等。

（8）计划怀孕及疫苗注射前应咨询IBD医生。

（9）用药过程有任何异常与IBD医生联系。

（10）IFX血药浓度测定。使用英夫利西单抗第4周监测1次抗英夫利西单抗抗体血清浓度和肿瘤坏死因子TNF-α血清浓度，以后每年监测1次。

（11）安排下次治疗时间。安排下一次接受治疗的日期，通知患者或家属并留下联系方式。

三、临床常用生物制剂输注护理

（一）英夫利西单抗输注护理

1 英夫利西单抗的输注流程

（1）除去药瓶的翻盖，用医用酒精棉片或棉签擦拭药瓶顶部（图2-6）。

注意：药瓶中不含防腐剂，应尽量做到现配现用，打开后不得继续储藏后使用，输注应在复溶并稀释后3 h内进行。

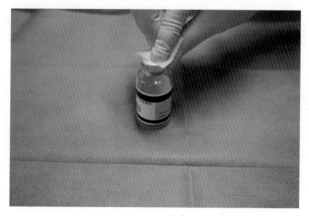

图2-6 消毒

（2）将21号（0.8 mm）或更小型号的注射器针头插入药瓶胶盖，注入10 mL无菌注射用水（图2-7）。

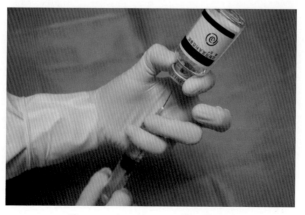

图2-7 注入10 mL无菌注射用水

（3）轻轻旋转药瓶，使药粉溶解。避免长时间或用力摇晃，严禁振荡。溶药过程中可能出现泡沫，放置5 min后，溶液应为无色或淡黄色，泛乳白色光（图2-8）。

注意：英夫利西单抗是一种蛋白质，溶液中可能会有一些半透明微粒。如果溶液中出现不透明颗粒、变色或其他物质，则不能继续使用。

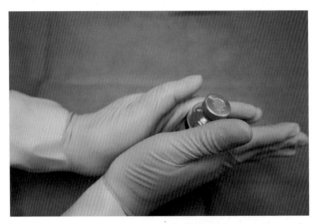

图2-8　充分溶解

（4）用0.9%氯化钠注射液将上述溶液稀释至250 mL（最多可溶10支）。从250 mL 0.9%氯化钠注射液瓶或袋中抽出与上述溶液相同的液体量，将本品的无菌注射用水全部注入该输液瓶或袋中，轻轻混合均匀（图2-9）。

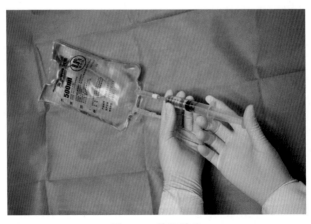

图2-9　稀释药液

（5）静脉输液（图2-10）。《英夫利西单抗输注护理专家共识（2014版）》指出：输注英夫利西单抗需使用专用输液器、过滤器，不应与其他药物同时进行输液，输液时间不得少于2 h，严格按时调整输液速度（表2-6）。

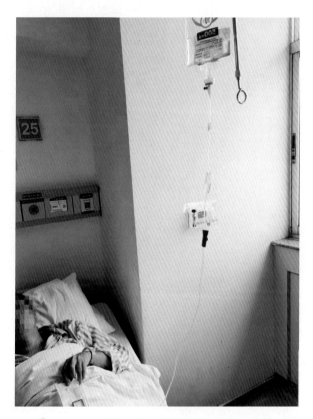

图2-10 静脉输液

注意：输液时间不得少于2 h；输液装置上应配有一个内置式、无菌、无热原、低蛋白结合率的滤膜（孔径≤1.2μm）。

表2-6 英夫利西单抗推荐输液速度

时间	输液速度
0～15 min	起始10 mL/h
15～30 min	增加至20 mL/h
30～45 min	增加至40 mL/h

（续表）

时间	输液速度
45～60 min	增加至80 mL/h
60～90 min	增加至150 mL/h
90～120 min	增加至250 mL/h
120 min	输液结束，100 mL 0.9%氯化钠注射液，静脉滴注速度250 mL/h

② 英夫利西单抗输液反应的预防和处理

英夫利西单抗的药物输注反应发生率为3%～10%，其中严重的药物输注反应发生率为0.1%～1.0%。目前认为，抗英夫利西单抗的产生与药物输注反应密切相关。

1）产生输液反应的原因。

（1）药物因素：经检查发现药物外观变化（包括透明度、颜色、絮状物、瓶口松动、安培裂缝等）或发现热原及微粒超标。

（2）输液器具因素：经检测发现输液瓶、输液器、注射器热原及微粒超标。

（3）操作因素：经检测同一批号的其他药品和输液器具热原及微粒均不超标且无其他质量问题，从而断定为操作失误。

（4）患者因素：经检测无其他原因可循。

2）IFX输液反应类型见表2-7。

表2-7　IFX输液反应类型

类型	发生时间	临床表现
急性输液反应	发生在IFX输液24 h内，但在输液10 min至4 h内发生较常见	胸部不适、呼吸短促、潮红、低血压、喘鸣、心动过速和荨麻疹
迟发型输液反应	发生在输液后1～14天内，在输液后4～7天内发生较常见	皮疹、散发性关节痛、疲劳、肌痛，伴/不伴有发热

3）IFX输液反应常见症状见表2-8。

表2-8　IFX输液反应症状

严重程度分级	临床表现
轻度	皮肤充血（皮疹/面部潮红）、心悸、出汗、头痛、头晕、恶心
中度	轻度症状/体征加下列任一情况：①低/高血压（收缩压变化＞20 mmHg）；②胸部不适（压迫感/紧缩感）；③呼吸短促；④体温升高；⑤荨麻疹
重度	显著的低/高血压（收缩压变化＞40 mmHg）、胸部不适、严重呼吸困难、喘鸣、体温急剧升高

4）输液反应的预防。

（1）患者评估和筛选。①有无药物和食物过敏史，是否签署知情同意书。②有无活动性感染：细菌、真菌、病毒感染。需进行常规检查（血常规、肝肾功能、ESR、CRP、尿常规和便常规），结核干扰素释放试验（UC不用）、PPD皮试（UC不用）、营养、风湿免疫等检查。③有无充血性心力衰竭症状和体征。④有无神经系统疾病史。⑤既往有无输液反应史。如果对IFX过敏，可给予预防药物。⑥近期有无接种疫苗。近3个月内接种过活疫苗（卡介苗、麻疹疫苗、脊髓灰质炎疫苗、水痘疫苗、麻风疫苗、腮腺炎疫苗等）者禁用抗TNF药物，可接受抗原性的毒素（伤寒、百日咳、钩端螺旋体、斑疹伤寒、乙型脑炎、甲肝灭活疫苗），以及可接受死菌制成的疫苗史。使用抗TNF药物期间禁忌接种活疫苗，IFX注射2~4周后，才可进行预防疫苗注射。⑦育龄女性是否处于妊娠、哺乳期和有无使用有效的避孕措施。⑧正常范围的生命体征，有无血糖控制不稳的糖尿病。⑨是否在手术前后4周。⑩有无淋巴瘤病史。

（2）在输液前准备好急救药物。预防、急救用药应包括抗组胺药物（如苯海拉明针）、对乙酰氨基酚和/或皮质激素。

（3）IFX给药后每隔15 min测量1次血压、脉搏、呼吸（首次输注患者，建议使用心电监护监测生命体征），250 mL液体输注时间不得少于2 h，静脉输注结束后须观察2 h，交代患者用药后2 h内不要离开输注室或病房。

5）输液反应的处理。

为减少输液反应的发生，尤其对以前出现过输液反应的患者，应将输液速度放慢；输注前90 min预防性使用静脉推注地塞米松10 mg或苯海拉明20 mg肌内注射，口服对乙酰氨基酚（650 mg）。一旦发生输液反应，应立即停止输注，通知医生，医生根据患者情况进行相应处理。

（1）轻度输液反应的处理。

采取以下处理措施：①输注速度减慢至10 mL/h。②遵医嘱给予处理，每隔10 min监测1次生命体征。③在等候20 min后，根据耐受程度，输液速度随后以每隔15 min调节1次的方式分别逐步增加为20 mL/h、40 mL/h、80 mL/h直至输完。

（2）中度输液反应的处理。

采取以下处理措施：①停止输液或减慢输液速度（10 mL/h）。②遵医嘱给予处理，如给予静脉推注地塞米松10 mg或苯海拉明20 mg肌内注射或氢化可的松100 mg静脉推注或甲基强的松20 mg静脉推注，每隔5 min监测1次生命体征。③等候20 min后，以一个较低的速率（10 mL/h）重新开始输液，之后根据耐受程度，输液速度逐步加快至80 mL/h直至输完。

（3）重度急性反应，如有严重输液/过敏反应、发生严重感染或脓毒症、出现狼疮样综合征、心力衰竭加重等，应停止使用。

采取以下处理措施：①终止输注IFX，并更换精密输液器，0.9%氯化钠注射液静脉输注，维持静脉通道。②保持呼吸道通畅，给予氧气支持。③遵医嘱给予处理，如皮下注射0.1%肾上腺素0.1～0.5 mL，可以按5 min给药1次的方式重复3次，继续给予3个单位的药量。此外，静脉输注甲泼尼龙（20～40 mg），随后静脉输注苯海拉明（25～50 mg）并且口服对乙酰氨基酚（650 mg）。④每2 min监测1次生命体征，直到患者各项指标恢复到正常范围内。

IFX输注及不良反应处理流程如图2-11所示。

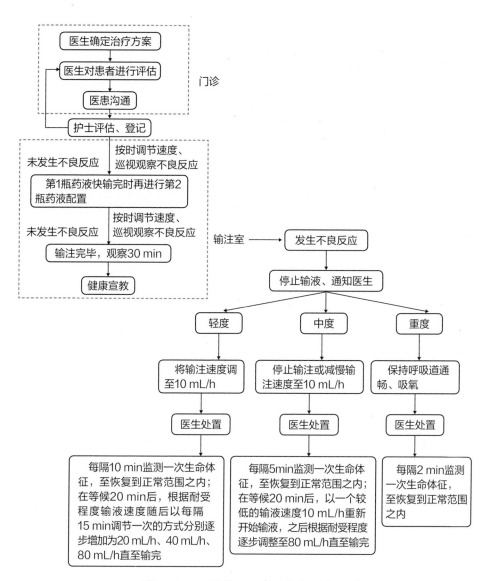

图2-11 IFX输注及不良反应处理流程

（二）阿达木单抗（ADA）注射护理

❶ 注射注意事项

除非马上准备注射，否则不要取下注射笔安全帽（灰色和紫红色）。图2-12为ADA注射器外观图。

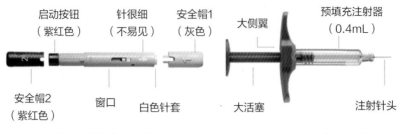

a）预填充式注射笔　　　　　　　b）预填充式注射器

图2-12　ADA注射器外观

②　注射流程

预填充式注射器和预填充式注射笔的注射流程如图2-13所示。

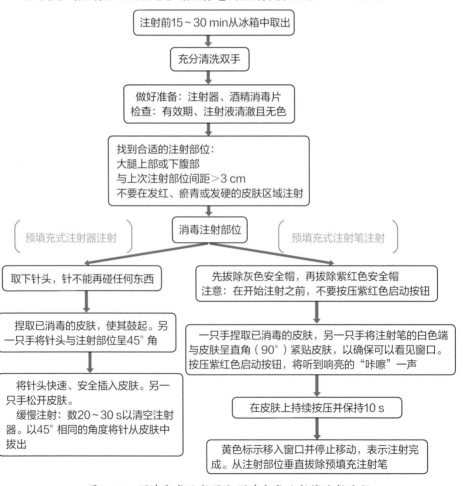

图2-13　预填充式注射器和预填充式注射笔注射流程

③ 使用注意事项

（1）保存在包装盒内，避光、冷藏储存（2~8℃），不能进行冷冻。注射前需先将药品放置至室温再进行注射。

（2）通过注射窗观察药液，如药液浑浊、有碎片或颗粒物、冻结时均不能使用。

（3）应在大腿上部或下腹部注射。在每次注射时选择不同的部位，不要在疼痛、瘀青、发红、发硬、瘢痕或有妊娠纹的皮肤区域注射。如患有银屑病，不要在任何凸起、增厚、发红或鳞屑斑块的病变区域注射。

（4）若患者有发烧、咳嗽等症状，不应进行药物注射。

（5）注射完需观察10 min，查看患者有无不适。

④ 旅行注意事项

如有特殊需要，比如患者需要外出旅行，可在常温（≤25℃）条件下储存，最长不超过14天，须避光。常温保存的阿达木单抗须在14天内使用，若在14天内没有使用或储存温度超过25℃的应丢弃。

（1）可使用特制凉袋（图2-14），在最高25℃的环境温度下保持药物凉爽8 h。

（2）勿飞机托运，以免冻结药物。

（3）携带最新处方的药物。

（4）确认可以携带药物量及医学证明（说明患者需要治疗）。

（5）检查疫苗接种状况和任何需要接种的疫苗。

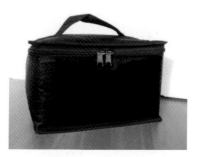

图2-14 特制凉袋

（三）乌司奴单抗注射护理

① 静脉输注

1）药物储存和有效期。

（1）2~8℃避光保存，使用前在原包装中保存；请勿冷冻；药物有效期限为36个月。

（2）药液为透明的无色至黄色，每支130 mg/26 mL，稀释后的输液剂可在室温25 ℃下存放4 h。

2）乌司奴单抗药物的配制流程如图2-15所示。

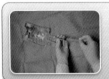 从250 mL输液袋内抽出0.9%氯化钠溶液并丢弃，然后向袋内加入相同体积的乌司奴单抗注射液。（需要添加1支乌司奴单抗注射液，就要丢弃26 mL氯化钠，2支就丢弃52 mL，3支丢弃78 mL）

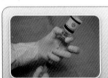 从所需的每支药瓶内抽取26 mL乌司奴单抗注射液，并加入250 mL输液袋内，输液袋内的最终体积是250 mL，轻柔混合

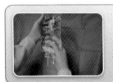 给药前目测检查稀释的溶液。如果目测发现不透明的颗粒、变色或者异物颗粒，请勿使用

图2-15 乌司奴单抗药物的配制流程

3）静脉输液注意事项。

（1）配置好的溶液输液时间至少1h，一旦稀释，就要在稀释后8 h内完成输液。

（2）使用内置式、无菌、无热原、低蛋白结合性过滤器（孔径0.2μm）的输液器。

（3）不得同时与其他药物在一条静脉通道输液。

（4）每瓶药物仅供一次性使用，如果有未用完的药品，要按医疗废物分类进行处理。

❷ 皮下注射

1）检查预充式注射器的数量及准备材料。

（1）检查预充式注射器规格和数量，以确保注射剂量是正确的。

★45 mg：0.5 mL，1支

如果剂量为45 mg，准备1支45 mg预充式注射器。

如果剂量为90 mg，准备2支45 mg预充式注射器，选择2个不同的部位进行注射（如1剂在右大腿注射，另1剂在左大腿注射），注射1剂后紧接着注射第2剂。

★90 mg：1.0 mL，1支

如果剂量为90 mg，准备1支90 mg预充式注射器。

（2）检查预充式注射器外观和药品质量。药物未过有效期，预充式注射器没有损坏，溶液为澄清至略带乳光（珍珠样光泽），无色至淡黄色；外观无变色或变混浊，无冻结，且不含任何异物颗粒。

（3）在洁净的台面上布置物品，包括消毒湿巾、棉球或纱布，以及1个锐利物品收集盒。

2）准备预充式注射器。

（1）从冰箱中取出预充式注射器（图2-16），将预充式注射器从包装盒内取出，放置约30 min达到注射温度（室温）。在预充式注射器达到室温之前，切勿取下注射器的针头保护帽。

（2）拿取预充式注射器时请握住注射器筒体，带针头保护帽的针头朝上。

（3）切勿用手握住注射器的柱塞头、柱塞、针套翼，或针头保护帽。

在任何时候都禁止向后拉柱塞，注射前请勿取下针头保护帽。切勿碰触针套激活夹，以防针套提前覆盖针头。

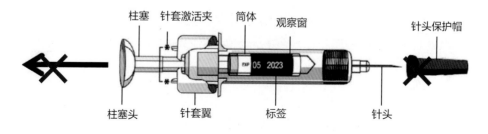

图2-16　预充式注射器

3）预充式注射器皮下注射流程如图2-17所示。

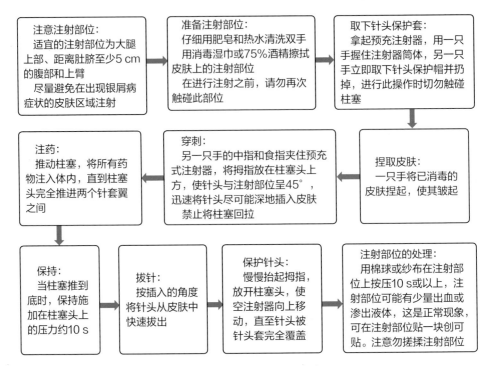

图2-17　预充式注射器皮下注射流程

4）皮下注射注意事项。

（1）在治疗开始时，医生和患者可决定由患者自己注射乌司奴单抗注射液是否合适。若医生认为合适，患者或其他看护人在经过适当的皮下注射方法培训后，可自行注射乌司奴单抗注射液，医生应确保对患者进行适当随访，并应指导患者或其他看护人遵照说明书的"使用说明"中的指示注射处方剂量药液。

（2）切勿将乌司奴单抗注射液与其他注射液混合。

（3）切勿摇晃预充式注射器，因为剧烈摇晃预充式注射器可能会损坏药物。

（4）切勿使用剧烈摇晃后的预充式注射器。

（5）如果患者对自己注射乌司奴单抗注射液有任何疑问，请咨询医生。

（四）维得利珠单抗注射护理

1 维得利珠单抗输液流程

1）复温。

从2~8℃的冰箱中取出保存的药瓶，将药瓶放置至室温。

2）消毒瓶口。

取下药瓶的瓶盖，用酒精棉擦拭瓶口。

3）配置。

（1）使用带有21~25 G针头的注射器，向维得利珠单抗药瓶内加入4.8 mL灭菌注射水复溶。

（2）将注射针头插入药瓶瓶塞中心，将灭菌注射用水向药瓶壁推注，以避免产生过多泡沫。

4）溶解。

轻轻旋转药瓶至少15 s，禁止剧烈摇晃或倒置药瓶。

5）静置。

将药瓶置于室温（20~25 ℃）下静置20 min，使药粉溶解、泡沫消散；此时可旋转药瓶，观察溶解情况。如果20 min后药粉未完全溶解，再静置10 min，待其完全溶解。如果制剂在30 min内未溶解，请勿使用。

6）目视检查复溶溶液。

观察溶液是否存在不溶性颗粒物和出现变色。溶液应呈透明或乳白色，无色至淡黄色，无可见颗粒物。若混合溶液中出现异常颜色或颗粒物，请勿使用。

7）充分溶解。

一旦溶解，则轻轻倒转小瓶3次，确保在抽取之前溶液充分混合。

8）复溶。

立即使用带有21~25 G针头的注射器抽取5 mL（300 mg）复溶后维得利珠单抗溶液。

9）加药。

将5 mL（300 mg）复溶后的维得利珠单抗溶液加入250 mL无菌0.9%氯化钠溶液或250 mL乳酸林格氏液中，轻轻混合输液袋（加入维得利珠单抗之前，无须从输注袋中抽取5 mL溶液）。制备完成的输注液或静脉输注装置中不得添加其他药品。输注溶液最长可以保存24 h，这24 h中在20～25 ℃室温下最长保存12 h。12 h之后如需继续保存，必须放置在2～8 ℃的冰箱中保存，不允许冷冻存放维得利珠单抗溶液。

10）注意事项。

不需要输注过滤器，如用，输注过滤器与聚醚砜PES相容。

11）静脉输注时间。

静脉输注维得利珠单抗时间至少30 min，输注完毕用30 mL 0.9%氯化钠溶液冲洗输液管。

❷　**维得利珠单抗输液注意事项**

（1）输注维得利珠单抗后最常见的不良反应是恶心、鼻咽炎、上呼吸道感染、关节痛、发热、疲劳、头痛和咳嗽。

（2）有少数患者会出现输液反应，通常在输液后的前2 h内出现，大多数为轻中度，可不做处理或稍做处理。

（3）输注前应当准备好处理过敏反应的药物及心电监护等相关设备。如果发生急性重度输液反应，应立刻停止输注。

（4）每次输注期间、前两次输注结束之后2 h内均应监测患者生命体征及有无不适，建议使用心电监护设备，后续输注的监测时间可缩短为1 h。

（5）活动性重度感染如结核病、败血症，以及巨细胞病毒、李斯特菌和机会性感染的患者不得接受维得利珠单抗治疗。

（6）接受维得利珠单抗治疗的患者可以继续接种灭活疫苗，仅当风险可控且对患者有益时才可同时接种活疫苗和注射维得利珠单抗。

（沈琼　张华娟）

参考文献：

［1］中华医学会消化病学分会炎症性肠病学组. 炎症性肠病诊断与治疗的共识意见（2018年·北京）［J］. 中华炎性肠病杂志，2018，2（3）：173-190.

［2］中华医学会消化病学分会炎症性肠病学组. 抗肿瘤坏死因子-α单克隆抗体治疗炎症性肠病专家共识（2017）［J］. 中华炎性肠病杂志，2017，1（3）：150-154.

［3］英夫利西单抗治疗前结核预防与管理专家建议组. 英夫利西单抗治疗前结核预防与管理专家建议［J］. 中华内科杂志，2009：48（11）：980-982.

［4］黄美娟，龙英华，张萍，等. 英夫利西治疗克罗恩病的观察与护理［J］. 中华现代护理杂志，2009：15（5）：451-453.

［5］赵俐红，陈静，张奕玲，等. 克罗恩病患者输注类克药物的护理［J］. 中华现代护理杂志，2010：16（22）：2668-2669.

［6］梁燕，陈妍伶，王英，等. 英夫利西单抗输注护理专家共识（2014版）［J］. 中华风湿病学杂志：2016：20（3）：193-196.

［7］HOMMEL K A, DAVIS C M, BALDASSANO R N. Medication adherence and quality of life in pediatric inflammatory bowel disease［J］. Journal of Pediatric Psychology, 2008, 33（8）：867-874.

［8］HOMMEL K A, DAVIS C M, BALDASSANO R N. Objective versus subjective assessment of oral medication adherence in pediatric inflammatory bowel disease［J］. Inflammatory Bowel Disease. 2009, 15（4）：589-593.

［9］MACKNER L M, CRANDALL W V. Oral medication adherence in pediatric inflammatory bowel disease［J］. Inflammatory Bowel Disease, 2005, 11（11）：1006-1012.

［10］OLIVA-HEMKER M M, ABADOM V, CUFFARI C, et al. Nonadherence with thiopurine immunomodulator and mesalamine medications in children with Crohn disease [J]. Journal of Pediatric Gastroenterology and Nutrition, 2007, 44（2）: 180-184.

[11] JACKSON C A, CLATWORTHY J, ROBINSON A, et al. Factors associated with non-adherence to oral medication for inflammatory bowel disease: a systematic review [J]. American Journal of Gastroenterology, 2010, 105（3）: 525-539.

[12] CERVENÝ P, BORTLÍK M, KUBENA A, et al. Nonadherence in inflammatory bowel disease: results of factor analysis [J]. Inflammatory Bowel Disease, 2007, 13（10）: 1244-1249.

[13] SEWITCH M J, ABRAHAMOWICZ M, BARKUN A, et al. Patient nonadherence to medication in inflammatory bowel disease [J]. American Journal of Gastroenterology, 2003, 98（7）: 1535-1544.

[14] TRINDADE A J, MORISKY D E, EHRLICH A C, et al. Current practice and perception of screening for medication adherence in inflammatory bowel disease [J]. Journal of Clinical Gastroenterology, 2011, 45（10）: 878-882.

[15] KANE S, HUO D, AIKENS J, et al. Medication nonadherence and the outcomes of patients with quiescent ulcerative colitis [J]. American Journal of Medicine, 2003, 114（1）: 39-43.

[16] MITRA D, HODGKINS P, YEN L, et al. Association between oral 5-ASA adherence and health care utilization and costs among patients with active ulcerative colitis [J]. BMC Gastroenterology, 2012, 12: 132.

[17] TUINER D, WALSH C M, STEINHART A H, et al. Response to corticosteroids in severe ulcerative colitis: a systematic review of the literature and a meta-regression [J]. Clinical Gastroenterology Hepatology, 2007, 5（1）: 103-110.

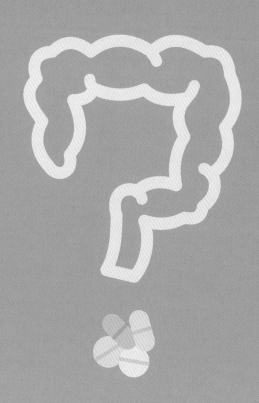

· 第三章 ·

炎症性肠病患者
粪菌移植治疗的护理

实 / 用 / 炎 / 症 / 性 / 肠 / 病 / 护 / 理

粪菌移植（fecal microbiota transplantation，FMT）是指将健康人体粪便中的功能菌群通过一定方式移植到患者肠道内，纠正患者肠道菌群失衡，重建新的肠道菌群及具有正常功能的肠道微生态系统，以达到治疗肠内外疾病的目的的治疗技术。目前，FMT已逐渐成为针对炎症性肠病（IBD）有效且安全的治疗方法之一，并逐渐发展为一种完备的技术体系和分支学科。

IBD的FMT护理过程涉及移植前护理准备、移植护理配合、移植术后护理，每个环节都对治疗的最终效果具有重要意义。随着FMT技术在IBD领域的广泛应用，FMT护理方案也需要进一步研究和总结，以促进此项技术的推广和应用。

第一节　粪菌移植前护理准备

一、供体筛选

按"多维标准"严格筛选供体，选择身心健康、功能状态良好的供体。供体筛选应主要满足以下3个方面的要求。

（一）自愿原则与知情同意

供体自愿参加问卷调查，进行初筛以排除各种危险因素，如IBD、肠易激综合征（irritable bowel syndrome, IBS）、结直肠息肉、慢性腹泻或腹痛及其他消化道疾病。其他危险因素包括：既往有无高血压病、心脏病、糖尿病、脑血管疾病，以及肝炎、结核病等疾病史；有无长期大量吸烟史、酗酒史、吸毒史、高危性行为史及输血史等；有无家族遗传病史及其他可能导致传染性疾病的生活习惯。与此同时，需充分告知供体FMT的目的，目的具体为仅用于科学研究或临床治疗，不发生粪菌交易买卖，并保护供体隐私。

（二）用药史

近3个月内未使用抗生素、质子泵抑制剂、抗肿瘤药、激素类药物、免疫抑制剂等药物。

（三）血液及粪便筛查

行血常规指标、生化指标、C反应蛋白（C-reactive protein, CRP）、红细胞沉降率检查，并排除人类免疫缺陷病毒、EB病毒（Epstein-Barr virus, EBV）、人类嗜T细胞病毒（HTLV）、弓形虫、风疹病毒、巨细胞病毒、单纯疱疹病毒，以及各类肝炎病毒感染。行大便常规检查，并排除囊虫、包虫、蛔虫、钩虫等各类寄生虫和肠道致病菌感染。

二、粪菌液制备

粪菌液制备方法与成品形式多种多样，但因制备过程与护理工作相关性不大，所以，相关内容不在此详述。

三、受体准备

（一）受体患者生理准备

（1）移植前3天停用口服抗菌类药物。

（2）无论通过何种途径进行移植，患者均需进行肠道清洁准备。移植手术前1晚口服肠道清洁剂，肠道清洁标准为"术前最后一次大便为淡黄色无渣水样便"。

（3）根据不同的植入途径选择口服相应药物。经鼻胃管或鼻空肠管途径，在FMT前1晚和FMT当天早上给患者服用质子泵抑制剂，以减少菌液反流至胃内，防止胃酸分泌破坏细菌；经下消化道进行FMT时应在手术当日肠道清洁准备结束后，口服抑制肠道运动功能药物，以利于粪菌液在肠道内停留。

（二）受体患者心理准备

粪便作为一种人体排泄物，给人以外观恶心和气味难闻的印象。从粪便中提取细菌并进行移植，从感观上并不容易被人们接受。IBD患者由于长期遭受疾病折磨，较渴望新的治疗技术有一定疗效，所以对粪菌移植的接受程度相对较高。尽管如此，IBD患者对粪菌移植的科学性和有效性缺乏足够的认识，对其疗效也可能存在怀疑。护理人员应在治疗前仔细聆听患者的想法，向患者认真解释说明，消除患者的偏见，鼓励患者，增强患者信心。必要时请心理医生或精神病专家协助会诊，也可使用药物辅助治疗。

（1）医护联合开展宣教活动，对准备进行粪菌移植的患者及其家属开展一对一交流、相关专题知识讲座、健康知识视频播放、病友交流、知识展览宣传等活动，详细告知患者关于粪菌移植的基本原理、在国内外的研究现状、疗效及可能引起的不适、本次治疗的周期安排和计划等事项，同时讲解粪菌移植治疗的步骤和过程，帮助他们了解粪菌移植的作用原理并缓解紧张情绪。

（2）介绍成功病例和术后恢复情况，增强患者治疗的信心。

（3）患者担心最多的问题是粪菌移植是否会引起传染性疾病，此时需要向患者说明供体的筛选和粪便检测的相关流程，并让患者相信通过对供体的严格检验及筛选，可以最大限度地减少移植引起传染性疾病发生的可能性。

四、病房准备

由于粪菌移植是一种特殊的组织移植，因此应在科室设置独立的粪菌移植病房，准备可变换体位的治疗用床。病房每日喷洒消毒水1次，每日早晚各用紫外线消毒1次，并使用含氯制剂擦拭房间内物品，保持移植病房的无菌环境。

第二节 粪菌移植护理配合

一、操作前

粪菌移植术在静脉麻醉下进行，操作前给予患者心电监护及血氧饱和度监测，操作中注意保持患者呼吸道通畅。

二、操作中

注意保暖，使用被单覆盖患者身体以起到保温作用，并尽可能保护患者隐私。

（一）经鼻胃管或鼻空肠管途径植入

护士协助患者取左侧卧位并保持下半身抬高30°体位。松开患者衣领和腰带，取下假牙。操作者将胃镜插入十二指肠上角，尽可能深达十二指肠水平部或十二指肠乳头下方，并通过胃镜钳通道置入导管。护士掌握注射器，当注射软管头端暴露在显示屏视野中方可将粪菌溶液缓慢注入十二指肠，或遵医嘱间断注入，一般注入150~200 mL，尽量防止由于肠蠕动而引起的菌液反流入胃，注射结束后吸出胃内气体并退出胃镜。

（二）经结肠镜途径植入

护士协助患者取左侧卧位、双腿屈曲。操作者将结肠镜送达回盲部，条件允许时，镜前端可至回肠末端，选择边退镜边注射粪菌液的方法，护士掌握注射器，当见注射软管的头端暴露在显示屏视野中时，即可开始缓慢注射粪菌液，每次退镜停留时遵医嘱注射10~20 mL，使粪菌液充分覆盖整个大肠黏膜，病变较严重部位可以增加注射粪菌液量，待结肠镜送出肛门后停止注

射。在整个注射过程中，如果见肠道蠕动过快，可遵医嘱肌内注射5~10 mg
盐酸消旋山莨菪碱注射液（654-2），以减少肠蠕动，使粪菌液充分作用。

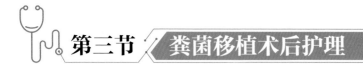

第三节　粪菌移植术后护理

一、体位管理

经鼻胃管或鼻空肠管途径植入者麻醉苏醒后，护士应指导其持续保持下
半身抬高30°体位，保持30~60 min，并尽量避免在植入后1h内排便，同时告
知患者应至少卧床休息2h，2h后方可逐步恢复正常活动。

经结肠镜途径植入者在清醒后需抬高臀部或取用右侧卧位，以使粪菌液
在肠道内充分停留。

二、饮食管理

粪菌移植术后1h内禁食、禁饮，观察患者有无恶心、呕吐、腹痛等不
适，如有可给予止吐、止痛等对症处理。

根据美国IBD患者粪菌移植术后饮食指导意见，对于无需肠外营养的患
者，指导其行清淡流质饮食，先饮用适量温开水，当不再有恶心、呕吐、腹
痛、腹泻等症状时，可进食稀饭或米汤等少渣半流质饮食，整个过程持续
2~3天，最后过渡到普通饮食。对于需要肠外营养的患者，需静脉注射补充
足够的能量、电解质、维生素和矿物质，持续3~7天，根据患者自觉症状和
排便情况进行调整，后续可添加低脂、少渣、易消化的半流质饮食。

上述过程需循序渐进、按部就班，不能跨越任何一个阶段。所有患者均
应遵循少食多餐的原则，每日进餐6~8次，以减轻肠道负担。经上述饮食指
导后，观察1周时间，无特殊不适即可考虑出院。

患者在进行饮食调整过程中，任何一个阶段对饮食不能耐受时均可以遵

循肠内营养调理方法或再次调整为清淡流质饮食并逐渐过渡至普通饮食。IBD患者肠道黏膜敏感性高,在获得足够的能量供应后,应终生避免刺激性强的食品如辛辣、生冷、油炸食品,增加膳食纤维、蔬菜、水果、低脂酸牛乳等食物摄入,以保持营养均衡。

三、留取粪便标本

粪菌移植术前和术后第1天、第3天、第7天均需留取粪便标本送检,若结果异常,需行粪便培养检查,早期发现致病菌并及时处理。使用过的便盆应彻底清洗消毒后备用。

四、病情观察

(一)术后需继续监测患者生命体征的变化

粪菌移植后3 h、12 h、24 h分别抽血化验生化指标,以了解患者肠内环境情况,如无异常,可隔2~3天复查。

(二)排便情况观察是术后护理的重点

观察患者的腹泻次数、大便量、颜色及性质变化,如有异常应及时报告医生。

(三)观察患者情况

观察患者有无恶心、呕吐、腹痛或腹泻、里急后重、畏寒、发热等不适,如有上述症状应及时对症处理。

(四)心理护理

粪菌移植术后仍需重视患者的心理护理,护理人员应表达对患者的关切,积极引导患者关注自己病情已经在好转,转移其注意力,避免不良刺激,使其保持良好的心态,建立自信心,消除恐慌和焦虑。必要时可以安排与同时行粪菌移植的患者进行交流，相互支持，提高患者术后康复的依从性，进而提高治疗效果、改善预后。

五、出院宣教及随访

（一）患者出院后需要长期治疗和定期复查

患者出院时加强宣教，指导患者学会自我评估病情变化，建立良好的饮食习惯和生活方式。

（二）遵医嘱服药

对治疗后需使用糖皮质激素的患者，应嘱其严格遵医嘱服用，不可随意停药或增减剂量。服药期间注意保暖，预防感冒。

（三）保留灌肠局部用药

灌肠局部用药时需待药物完全融化并预热至37 ℃后使用，灌完肠后嘱患者用手按压肛门，尽量延长药物保留时间。

（四）所有患者出院后行8周的随访

随访内容包括：患者出院后的心理状态的变化；保留灌肠药物及肠内营养使用情况，有无相关并发症、腹痛、黏液便及脓血便等情况发生；有无发热及肝功能异常表现。如有发生以上情况，嘱其及时到院就诊。

（王华军　刘梅娟）

参考文献：

［1］笪俊，辛辰，王忠琼. 粪菌移植围手术期护理在IBD患者中的应用［J］. 西南医科大学学报，2018，41（6）：563-566.

［2］李宁，田宏亮. 菌群移植在肠道微生态相关疾病中的研究进展与思考［J］. 中华胃肠外科杂志，2017，20（10）：1104-1108.

［3］方海明，付莲. 粪菌移植治疗炎症性肠病新进展［J］. 中华炎性肠病
杂志，2018，262（2）：127-130.

［4］韩忠政，李佩，陈钟，等. 国内不同人群对粪菌移植的态度调查［J］.
东南国防医药，2017，19（3）：225-230.

［5］何植，张发明. 中华粪菌库的原则、方案和风险管理［J］. 胃肠病
学，2017，22（4）：193-198.

［6］周庆云，潘学勤. 难治性炎症性肠病患者粪菌移植治疗的护理［J］.
中华护理杂志，2016，51（4）：508-510.

［7］KÖNIG J, SIEBENHAAR A, HÖGENAUER C, et al. Consensus report:
faecal microbiota transfer - clinical applications and procedures［J］.
Alimentary Pharmacology Therapeutics，2017，45（2）：222-239.

［8］KANE S. What physicians don't know about patient dietary beliefs and
behavior can make a difference［J］. Expert Review of Gastroenterology and
Hepatology，2012，6（5）：545-547.

［9］ALBENBERG L G, LEWIS J D, WU G D. Food and the gut microbiota in
inflammatory bowel diseases［J］. Current Opinion in Gastroenterology，
2012，28（4）：314-320.

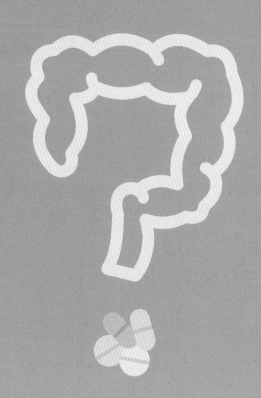

·第四章·
炎症性肠病患者围手术期护理

实 / 用 / 炎 / 症 / 性 / 肠 / 病 / 护 / 理

围手术期护理是指从患者确定入院治疗时起，从心理、生理、社会等方面对患者进行整体护理，贯穿术前、术中、术后，直至与这次手术有关的治疗基本结束。围手术期护理包括手术前期、手术期、手术后期3个阶段的护理，按手术急缓程度分为择期手术、限期手术、急诊手术。

炎症性肠病（IBD）是一种复杂的消化道慢性炎症，病程长，容易反复发作，手术率及再手术率高，大约30%的溃疡性结肠炎（UC）患者和70%的克罗恩病（CD）患者一生中至少需要经历一次手术治疗。UC患者的手术包括直肠结肠切除术及回肠储袋-肛管吻合术（ileal pouch-anal anastomosis, IPAA）、部分结肠切除术及回肠造口术、部分结肠切除术及回肠直肠吻合术。CD患者的手术包括小肠切除术、临时回肠造口术、回肠吻合术、全直肠切除术。仅有回盲部病变者，有时可能需要进行手术或通过内镜检查来治疗肠道狭窄和瘘管。

需要手术治疗的IBD患者，多在术前接受激素、免疫抑制剂及生物制剂的药物治疗，常伴随低蛋白血症和营养不良等风险因素，属于手术并发症高危人群，因此需对这类患者进行精心的围手术期护理，重点在心理健康护理、营养支持及并发症的防治上。

第一节　手术预康复护理

需要手术的IBD患者由于病情重，肠道有狭窄或穿透性并发症，营养状况较一般IBD患者更差，再加上长期使用糖皮质激素、免疫抑制剂或生物制剂导致机体免疫力低下，增加了发生手术并发症的风险因素。因此，IBD患者手术非常有必要采取由消化内科医师、胃肠外科医师、营养师、护士、心理医师等医务人员组成的多学科团队（multidisciplinary team, MDT）制定的预康复方案，包括纠正营养不良、撤减激素和生物制剂等方面，以促进手术后顺利康复。

预康复是基于术后加速康复程序（enhanced recovery after surgery, ERAS）中术前优化而提出的术前管理策略，IBD手术预康复是以营养管理和药物管理为核心的预康复方案。

一、围手术期营养管理

（一）术前营养支持策略

（1）对于大多数择期手术患者，不必术前禁食，而是采取ERAS。

（2）对于急诊手术患者，如果患者手术时已存在营养不良或者术后7天内不能经口饮食，应立刻采取人工喂养方案，即肠内营养或肠外营养方案。

（3）经口饮食摄入不能达到推荐摄入量的60%～75%以上的患者都应进行7～14天的营养支持。

（二）围手术期营养支持策略

（1）当患者不能正常从食物中获取足够的营养满足机体需求时，鼓励患者口服营养制剂（oral nutritional supplement, ONS）。

（2）通过口服营养制剂仍不能摄取充足的营养时，应采用管饲肠内营养（enternal tubefeeding, ETF）。

（3）当肠内营养不能满足患者能量需求的60%时，应联合给予补充性肠外营养（supplementary parenteral nutrition, SPN）。

（4）在肠外营养不能奏效的情况下，如患者有严重腹泻或存在胃肠功能衰竭（如合并短肠的CD患者），应采用全肠外营养（total parenteral nutrition, TPN）。

（三）术后营养支持策略

（1）术后早期开始给予常规饮食或肠内营养。

（2）行直肠切除术或结肠切除术，术后早期需给予水和电解质以稳定血流动力学状态。

二、围手术期药物护理

需要接受外科治疗的IBD患者大多都经历了长期的药物治疗，包括糖皮质激素、免疫抑制剂或生物制剂等。为避免术后并发症发生，术前指导应用糖皮质激素的患者应按医嘱撤减或停用，而长期应用免疫抑制剂或生物制剂的患者应严格遵照医嘱按时使用，勿擅自停药或减药。

手术后应及时给予CD患者生物制剂进行治疗，以利于维持术后缓解，延缓CD远期复发。如果患者术前使用过生物制剂，术后再次使用会刺激机体产生抗原抗体反应，尤其是采用诱导缓解的给药方案（即第0周、第2周、第6周给药的方法）时容易产生过敏反应。为减少过敏反应的发生，应尽量避免采用在第0周、第2周、第6周各注射1次的给药模式，而多采用每8周注射1次的给药模式进行维持缓解治疗，以减少不良事件发生的概率。

第二节　术前护理

从患者决定接受手术至患者被送上手术台的这一时期称为手术前期。该时期的护理重点是评估和解决可能增加手术危险性的心理和生理问题；给予患者必要的心理支持；指导患者适应术后康复方式，如床上解大小便、体位训练等；发现已经存在和潜在的问题，如血糖、血压等控制是否良好。

一、术前常规护理

（一）做好术前护理评估

术前护理评估内容包括生命体征、心理状态、营养状况、睡眠情况、家庭支持、教育需求、治疗依从性等。具体要求如下。

（1）遵医嘱监测患者生命体征，及时发现病情变化。

（2）手术前协助患者完善各项检查。

（3）遵医嘱进行术前药物皮试、配血、备皮等。

（4）减轻患者焦虑与恐惧心理。指导患者保持良好的心态，使其正确看待疾病。对并发焦虑及抑郁等心理障碍的患者要消除其焦虑情绪，必要时请精神心理专科医师参与会诊。

（5）术前1～3天进食清淡、少渣或无渣饮食，术前1晚进食流质饮食，术前6h禁食，术前2h禁饮；结直肠手术术前口服肠道清洁剂导泻。

（6）术前1天患者因紧张而睡眠不佳时，遵医嘱给予安眠药。

（7）术前1天通知患者及其家属不要随意离开病房，等待手术医生、麻醉医生的术前签字和手术室护士的访视。

（8）指导患者进行深呼吸锻炼，吸烟者嘱其绝对戒烟至少2周。

（9）指导患者在床上使用坐便器，以适应排便方式的改变。

（10）讲解相关的疾病知识及术后注意事项。

（11）保持病室干净整洁、空气新鲜，减少噪音，创造良好的休息环境。

（二）术前生活护理要求

（1）术前1天洗头、剪指甲、更换清洁衣服。

（2）术前一晚8:00，加测患者体温、脉搏、呼吸等生命体征，并询问患者有无不适，如患者有发热或女性患者有月经来潮等情况应及时通知医生。

（三）手术日早晨护理

（1）监测生命体征、血糖。

（2）确定患者是否禁食、禁饮和是否已进行备皮、更衣。

（3）遵医嘱灌肠或插胃管。

（4）排空膀胱或留置尿管。

（5）取下活动性义牙、发夹、眼镜、首饰等。

（6）术前30～60 min遵医嘱注射术前用药。

（7）准备手术需要的物品，包括病历、X线片、CT片、MR片、药品、引流瓶等，并随患者一同送到手术室。

（8）准备床单元。

二、急诊手术准备

急诊手术是指由于患者病情危急，需要在最短时间内进行必要的准备，争分夺秒地进行紧急手术，以抢救患者生命的手术。具体要求如下。

（1）启动急诊手术绿色通道，最大限度争取抢救时间。

（2）争分夺秒，迅速建立有效静脉通道，纠正血容量不足，纠正水电解质失衡。

（3）严密观察患者生命体征和病情，及时报告医生，做好对症处理。

（4）迅速落实术前检查、术前用药、备血、皮试等工作。

（5）急诊手术患者按饱胃者处理。其他需要手术的一旦决定手术，应尽早禁食，及时行胃肠减压。

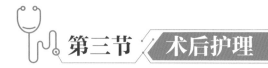

第三节　术后护理

术后护理的重点是使患者尽快恢复正常生理功能，减轻生理和心理的痛苦与不适，预防并发症。

一、术后护理评估及了解手术中患者的情况

做好术后护理评估，并向手术医师和麻醉医师了解手术中患者的情况。

（1）手术情况（手术方式、术中出血情况、输血量、麻醉程度和部位等）。

（2）神志、生命体征情况。

（3）疼痛及症状管理、切口引流情况。

（4）生活自理能力和活动耐受力。

（5）营养状况。

（6）心理状态。

（7）用药情况，药物的作用及副作用。

二、术后患者的搬移

尽量保持平稳搬移，减少振动，注意保护伤口，引流管和输液管要防止滑脱或受污染。

三、体位

麻醉未清醒者应有专人守护，保持患者去枕平卧，头偏向一侧。腰麻、硬膜外麻醉患者术后需平卧6 h，当患者麻醉清醒、血压平稳时，可取半卧位。

四、监测生命体征

给予心电监护监测生命体征变化，发现异常应及时报告医生，并配合医生进行抢救与治疗。

五、管道护理

保持各种引流管的通畅，经常挤压引流管，防止导管扭曲、受压、阻塞，妥善固定导管以防止脱落，及时观察引流液的性状和量并做好记录。

六、观察手术伤口

观察手术伤口有无渗血、渗液，敷料有无脱落及感染等情况。嘱患者保持伤口部位清洁、干燥。

七、保持呼吸道通畅

及时清理患者呼吸道分泌物，遵医嘱给氧。

八、早期活动

术后早期活动不但可以增加肺通气量，减少肺部并发症，还可以促进血液循环，防止静脉血栓形成，并促进肠蠕动和膀胱收缩功能恢复，减少腹胀和尿潴留。因此，患者术后应尽早活动，逐渐增加活动量和活动范围。

（一）卧床活动

患者麻醉药效消失，清醒后即可开始进行床上活动，可进行深呼吸、翻身、四肢屈伸等运动。

（二）离床活动

离床活动一般在术后2～3天开始，先坐在床沿深呼吸，再在床旁站立、行走，逐渐增加活动范围、次数和时间。

九、预防压疮

定时为患者翻身，观察患者的皮肤情况，严防压疮的发生。

十、疼痛的护理

重视患者疼痛主诉，正确评估者疼痛程度，采取放松、引导想象、催眠、音乐疗法等方式有效控制疼痛，保证患者有充足的睡眠，必要时遵医嘱使用止痛剂。

对于使用镇痛泵止痛的患者，重点观察连接导管是否固定与通畅。指导患者不可随意更改仪器面板上的功能键与各项参数，密切监测患者生命体征，评估患者止痛效果、发生副作用的程度并进行对症处理。镇痛泵使用结束后严格按镇痛泵回收流程处理。

十一、预防下肢深静脉血栓护理

IBD患者合并下肢深静脉血栓的发病率明显高于普通人群，而急诊手术、高危择期手术、术前使用激素和低蛋白血症又增加了术后下肢深静脉血栓的风险因素，因此术后预防下肢深静脉血栓显得尤为重要。

① 指导做踝泵运动

术后卧床期间，指导患者及其家属做主动或被动的踝泵运动。踝泵运动以踝关节为中心，通过小腿比目鱼肌和胫骨前肌发生规律的收缩和舒张起到泵的作用，从而加速下肢静脉血液流动，缓解血液淤滞状态，减少下肢深静脉血栓发生。具体方法如下。

（1）术后患者进行踝泵运动时宜采取平卧位或半卧位，以上体位相对其他体位效果更佳。首先下肢呈伸直状态，进行背伸，即脚尖向上勾；再做跖屈，即脚尖向下伸；最后做踝关节360°环绕。

（2）踝关节运动并非时间越久、次数越多就越好，需要考虑踝泵运动的最佳有效性、依从性、下肢疲劳程度及患者运动过程中接受实施程度的差异。

规范的运动方法为患者取舒适体位，下肢伸直，进行最大限度足背伸、跖屈5 s，每次5~10 min，接续进行踝关节环绕，以30次/min的速度，持续5~10 min，每日至少3次。

② 机械性预防

机械性预防包括间歇性充气加压和使用梯度压力弹力袜等方法。

1）间歇性充气加压。

间歇性充气加压是一种循环充气和放气的气动压缩装置，利用空气压缩泵，充气时压迫深静脉促使血液向近端静脉流动，放气时深静脉血液流向远端静脉，从而加强深静脉的血液流动，达到预防血栓的作用。

间歇性充气加压的外部气动压缩方式有2种。

（1）仅覆盖小腿间歇性压缩，每分钟使用60 mmHg（1 mmHg=0.133 kPa）压强均匀地对小腿挤压5 s。

（2）覆盖小腿和大腿间歇性连续压缩，按小腿—小腿上部—大腿的顺序，每分钟使用40~55 mmHg压强挤压11 s。

2）使用梯度压力弹力袜。

根据产品说明书测量患者下肢尺寸，选择合适型号的弹力袜；使用期间，定时检查弹力袜穿着是否正确并观察下肢皮肤情况，发现肿胀、疼痛、皮肤温度和色泽变化及感觉异常等情况时应及时与医生沟通并处理；在患者耐受的情况下，建议其日夜均穿着，可间歇脱下。

❸　评估患者出血风险

必要时使用药物抗凝，进行药物预防性抗凝前应评估患者出血风险。使用抗凝药物过程中要严密观察患者注射部位皮肤状况、有无出血倾向和寒战、发热、荨麻疹等过敏反应，还要监测患者的凝血功能。

十二、术后感染的护理

IBD患者手术部位感染发生率高于其他胃肠道良性疾病患者，尤其以CD手术更为严重，需密切关注。

❶　密切关注感染征象

当患者出现以下情况，应警惕发生切口感染。

（1）主诉切口疼痛加重或减轻后又加重，伴体温升高。

（2）脉搏加速、血白细胞计数和中性粒细胞比例增高。

（3）切口有红、肿、热、痛或波动感等典型体征。

❷　例行检查和动态监测体温变化

每日检查手术伤口愈合情况和引流情况，检查腹部体征，严密监测体温变化。

❸　保持切口敷料的清洁、干燥、无污染

要严格执行手卫生制度和无菌操作技术，保持切口敷料的清洁、干燥、无污染。

❹　控制早期感染症状

如果切口已出现早期感染症状，则应采取有效措施加以控制，如勤换敷料、局部理疗、合理应用抗生素等。

❺　切开引流脓肿

如已形成脓肿，应及时切开引流，必要时可拆除部分缝线或置入引流管引流脓液，观察并记录引流液的性状和量。

（黄美娟　李良芳）

参考文献：

［1］雷玉英，黄华，路明亮，等.炎症性肠病血栓栓塞机制的研究进展［J］. 胃肠病学，2020，25（1）：59-62.

［2］中华医学会消化病学分会炎症性肠病学组. 炎症性肠病外科治疗专家共识［J］. 中华炎性肠病杂志，2020，4（3）：180-199.

［3］杨俊，秦环龙. 炎症性肠病患者围手术期营养治疗策略［J］. 中华结直肠疾病电子杂志，2017，6（4）：290-293.

［4］崔雨迪，沈骏. 免疫调节剂对炎症性肠病手术的影响及围手术期撤减策略［J］. 中华炎性肠病杂志，2018，2（4）：267-269.

［5］朱维铭. 克罗恩病手术前后使用生物制剂需要思考的问题［J］. 中华内科杂志，2017，56（8）：561-563.

［6］中国炎性肠病临床研究协作组. 炎性肠病术后并发症危险因素及预防的专家意见（2014·广州）［J］. 中华胃肠外科杂志，2015，18（4）：388-394.

［7］LEWIS S J, ANDERSEN H K. THOMAS S. Early enteral nutrition within 24h of intestinal surgery versus later commencement of feeding：a systematic review and meta-analysis［J］. Journal of Gastrointestina Surgery，2009，13（3）：569-575.

［8］OSLAND E, YUNUS R M, KHAN S, et al. Early versus traditional postoperative feeding in patients undergoing resectional gastrointestinal surgery：a meta-analysis［J］. Journal of Parenteral and Enteral Nutrition，2011，35（4）：473-487.

［9］陈军，李杨，范朝刚. 术前预康复在腹部肿瘤病人中的应用探讨［J］. 肠外与肠内营养. 2017，11（4）：201-204.

［10］中华医学会消化病学分会炎症性肠病学组. 中国住院炎症性肠病患者静脉血栓栓塞症防治的专家共识意见［J］. 中华炎性肠病杂志，2018，2（2）：75-82.

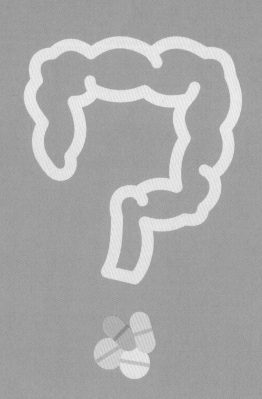

· 第五章 ·

炎症性肠病患者营养治疗与护理

实 / 用 / 炎 / 症 / 性 / 肠 / 病 / 护 / 理

营养支持已成为炎症性肠病（IBD）患者临床综合治疗的一个重要组成部分。越来越多的研究显示，补充恰当的营养成分有助于促进炎症消退，因此营养在IBD中的角色定位由之前的"辅助"逐渐转为"治疗"，尤其对于克罗恩病（CD）患儿，其治疗价值尤为凸显。护士是IBD患者营养途径实施及管理不可或缺的成员，因此营养管理是IBD护理的重点工作。

第一节 炎症性肠病患者营养不良概况

一、肠道吸收营养物质的部位

各类营养物质在肠道中的吸收部位如图5-1所示。

① 空肠、回肠

空肠、回肠吸收水、电解质、糖类、蛋白质、脂肪和各种维生素等营养物质。

② 近端小肠

近端小肠吸收铁、钙。

③ 远端小肠

远端小肠吸收叶酸、维生素B_{12}、胆汁酸及胆固醇等营养物质。

④ 大肠

大肠吸收水与无机盐。

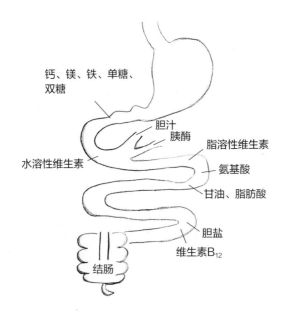

图5-1 营养物质在肠道中的吸收部位

二、营养不良的原因

（一）营养摄入不足

厌食、恶心、呕吐、腹痛、腹泻、肠梗阻、口腔溃疡等不适症状影响营养物质的摄入，并且患者存在饮食误区，长期饮食限制将导致营养摄入不足。

（二）营养物质丢失、消耗过多

（1）患者在疾病活动期或合并感染阶段都是高代谢状态，能量消耗增加。

（2）消化道出血、长期严重的肠道黏膜炎症导致黏膜通透性增加，从而使蛋白质丢失增多。

（3）腹泻导致钾、镁、钙、磷等离子的水电解质平衡紊乱，造成电解质大量丢失。

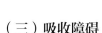

（三）吸收障碍

肠瘘、部分肠管切除导致营养物质吸收不良。另外某些药物也可影响物质代谢，如柳氮磺吡啶可抑制叶酸的吸收和代谢，引起体内叶酸缺乏；类固醇激素会引起骨质疏松和肌肉丢失。

三、营养不良的后果

营养不良是IBD患者常见的全身症状之一，是增加患者住院时间、病死率和导致并发症的独立危险因素。IBD住院患者发生营养不良的比例高达20%～85%，CD住院患者营养不良风险率为75.4%，UC住院患者营养不良风险率为42.5%。CD住院患者营养不良风险率明显高于UC住院患者，尤其是CD活动期的患者；累及上消化道或小肠的患者营养不良风险率高于结肠患者。据统计，将近32%～88%的IBD患儿出现生长发育迟缓，生长发育迟缓与炎症因子和免疫因子对激素轴的抑制作用有关。大量研究显示，激素轴可导致儿童和青少年骨骼和性腺发育分化延迟，从而出现骨质疏松和生长发育障碍等情况。

营养不良会降低患者抗感染的能力，影响手术切口和肠吻合口愈合，延长住院时间，增加手术并发症发生率和病死率，降低生活质量。营养不良也是造成患有IBD的儿童和青少年生长发育迟缓和停滞的主要原因。

IBD患者的营养不良以蛋白质热量型营养不良为主，主要表现为体重减轻、体重指数（body mass index, BMI）下降等。疾病后期常呈混合型营养不良。IBD患者多存在机体组成的变化，例如骨骼肌减少、脂肪含量降低等。但机体组成变化的同时BMI值可能正常。

四、营养不良的主要表现

（一）宏量营养素的缺乏

宏量营养素的缺乏是指糖、脂肪、蛋白质等能量营养素的缺乏，主要表现为消瘦和体重下降，儿童患者可有生长发育延迟情况。

（二）微量营养素的缺乏

微量营养素的缺乏是指维生素和微量元素的缺乏，常见的微量营养素缺乏包括铁、维生素B_{12}、维生素D、维生素K、维生素B_6、维生素B_1、叶酸、硒及锌的缺乏。

IBD患者由于便血、腹泻、肠道切除、瘘管等多种因素导致常量元素（如钙、镁、磷、钾）、微量元素（如锌、铁）和水溶性维生素（维生素B_{12}、叶酸等）丢失，可出现缺铁性贫血，儿童更容易出现锌、铁缺乏。脂肪及脂溶性维生素（维生素A、维生素D、维生素E、维生素K）丢失，25羟维生素D浓度下降，加重钙丢失，导致骨质减少或骨软化，使用激素会加重骨质疏松。

IBD中，因CD与UC的好发部位不同，两种疾病在营养缺乏上存在差异。CD病变多见于小肠，近端小肠病变时易出现缺铁性贫血和维生素D缺乏；远端小肠病变易导致叶酸、维生素B_{12}缺乏，继而出现贫血。UC患者主要存在便血引起的缺铁性贫血。80%的IBD患者存在叶酸缺乏，约22%的CD患者和25%的UC患者结肠切除后存在维生素B_{12}缺乏。

基于相关研究结果，笔者建议定期检测患者微量营养素水平，对不足者予以针对性补充。每日口服复合维生素制剂能够缓解大部分患者的维生素缺乏症。但对于维生素D、锌、铁缺乏者则需要进行针对性补充。

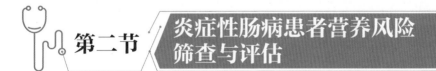

第二节　炎症性肠病患者营养风险筛查与评估

营养风险（nutritional risk, NR）是指现存的或潜在的与营养因素相关的导致患者出现不良临床结局的风险。营养风险筛查（nutritional risk screening, NRS）是一个快速而简单的过程，通过筛查，若发现患者存在营养风险，即可制订营养支持计划。若患者存在NR但不能实施营养计划或不能确定患者是否存在NR，需进一步进行营养评估。NRS是发现患者是否存在营养问题和是否需要进一步进行全面营养评估的过程。目前临床应用最广泛的营养风险筛查工具是营养风险筛查2002（NRS-2002）量表，NRS-2002评分≥3分提示有营养风险，需要进行营养支持治疗。

营养不良或有营养不良风险的患者应该完成全面营养评估。

一、营养状况评定

营养状况评定包括主观与客观两部分。许多国家和多个国际营养学会推荐使用整体营养状况评估表（scored patient-generated subjective global assessment, PG-SGA）作为营养状况主观评定工具，PG-SGA将营养状况分为重度营养不良（≥9分）、中度营养不良（4～8分）和营养正常（0～3分）。本部分只简述客观评定部分。

客观部分包括静态和动态两类测定指标。

（1）静态测定指标指人体测量指标，包括身高、体重、BMI、肌体组成、三头肌皮褶厚度、上臂肌围及其他用于评估慢性营养不良的指标。当患者有水肿、体液潴留或大量输液时，体重等相关指标准确性会受到影响。血浆总蛋白和白蛋白半衰期较长，结果也受到多种因素影响，将其作为疾病急性期机体营养状况的评价指标不够敏感。

（2）动态测定指标包括氮平衡和半衰期较短的内脏蛋白，如前白蛋白等。氮平衡是可靠且常用的动态评价指标。

二、炎症性肠病患者营养需要量的估算

（一）能量供给量估算

❶ 有能量测定仪

根据患者活动量，计算每日总能量消耗（total daily energy expenditure, TDEE）为静息能量消耗（resting energy expenditure, REE）的1.2～1.5倍。

❷　无能量测定仪

（1）缓解期和轻中度活动期成人IBD患者的每日总能量需求按普通成人104.65~125.58 kJ/（kg·d）给予。

（2）每日为活动期IBD患者提供的能量比缓解期推荐量高出8%~10%，并根据实际情况调整。对重症患者应采用间接能量测定的方法，个体化确定患者的能量需求。

（3）儿童和青少年患者处于生长发育期，因此每日为其提供的推荐能量为正常儿童推荐量的110%~120%。

（二）蛋白质、碳水化合物、脂肪供给量估算

（1）IBD患者蛋白质代谢受摄入量、肠道消化和吸收能力、肠道炎症反应、全身炎症反应和使用糖皮质激素等因素的影响。缓解期IBD患者蛋白质需要量与普通人相似，为1.0 g/（kg·d），活动期IBD患者蛋白质供给应达到1.2~1.5 g/（kg·d）。

（2）碳水化合物供给量占总热量的50%~60%，脂肪供给量占总热量的20%~30%。

（3）IBD患者能量需求按非蛋白质热量∶氮量=627.88 kJ∶1的比例供给，应激状态时氮需求加大，比例可达418.59 kJ∶1。蛋白质的含氮量均为16%，1 g氮等于6.25 g蛋白质。能量需求总量中脂肪含量比是30%~50%。

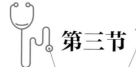

第三节　炎症性肠病患者营养治疗临床应用与护理

营养治疗是IBD治疗的基础，营养治疗能够诱导CD活动期疾病缓解，并可能有助于维持缓解。

一、营养治疗的目的

（1）改善患者营养状况。

（2）提高患者生活质量。

（3）减少手术并发症。

（4）诱导CD活动期病情缓解。

（5）促进黏膜愈合。

（6）改善自然病程。

（7）促进儿童和青少年生长发育。

二、营养支持治疗的临床应用

IBD营养支持治疗的临床应用方案以全肠内营养（total enteral nutrition, TEN）作为营养支持治疗的首选。在营养领域，国际上仍推行"只要肠道有功能就尽量让其发挥作用"的理念，因此肠外营养（parenteral nutrition, PN）的定位是IBD治疗的辅助手段之一，肠外营养是在肠内营养（enteral nutrition, EN）使用时存在禁忌、无法实施或无法补充足够能量需求时使用。

IBD的营养治疗原则：

（1）儿童和青少年CD治疗首选全肠内营养。

（2）成人诱导CD缓解期或术前预康复时应选择全肠内营养作为营养支持。

（3）CD合并肠狭窄时不应放弃肠内营养。

（4）长期营养支持有助于短肠综合征患者维持CD疾病缓解。

（5）需要营养支持治疗的IBD患者如果存在EN禁忌或无法达到有效剂量，应予PN治疗；肠内营养联合肠外营养的效果优于全肠外营养。

（6）CD合并腹腔、腹膜后脓肿及肠外瘘时，积极引流脓肿和减少消化液丢失有利于实施肠内营养。

（7）CD合并肠内瘘的营养支持治疗方案取决于瘘口解剖部位、大小及旷置肠管长度。

三、营养治疗的干预策略

对营养不良患者的营养干预实行五阶梯模式，首先选择饮食结合营养教育，然后依次向上晋级选择饮食结合口服营养补充、全肠内营养（TEN）、部分肠内营养（partial enteral nutrition, PEN）结合部分肠外营养、全肠外营养（total parenteral nutrition, TPN）。当本阶梯不能满足60%目标能量需求3～5天时，应该选择下一阶梯。营养不良患者营养干预五阶梯模式如图5-2所示。

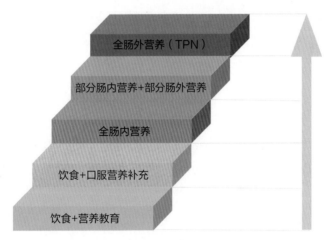

图5-2 营养不良患者营养干预五阶梯模式

IBD营养治疗方式包括肠内营养和肠外营养，如图5-3所示。只要有适应证而无禁忌证，就应该首先考虑将肠内营养作为IBD营养支持治疗的方式。

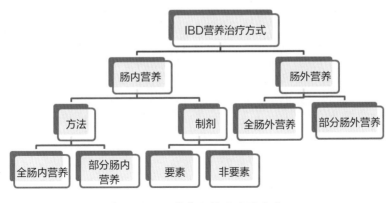

图5-3 IBD营养支持治疗的方式

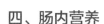

四、肠内营养

EN是经胃肠提供代谢需要的营养物质及其他各种营养素的营养治疗方式。胃肠道除了是消化吸收器官，还是重要的免疫器官，通过肠内途径进行营养支持，有助于维持肠黏膜结构和屏障功能完整性。而且相比肠外营养，肠内营养更符合生理需求，给药方便且价格更低，并发症更少。基于"只要肠道有功能就尽量让其发挥作用"的理念，当需要营养支持时，肠内营养是首选。

大量临床循证依据显示，肠外瘘不是肠内营养的绝对禁忌证，其改善营养状况的疗效优于肠外营养，在充分引流的前提下应首选肠内营养。在制定营养支持治疗方案前要明确瘘口解剖部位和肠液漏出量。

肠内营养根据提供热量的占比分为TEN和PEN。全肠内营养诱导儿童和青少年CD疾病缓解推荐疗程为6～8周，促进黏膜愈合至少为12周，治疗生长发育迟缓则需要更长时间。全肠内营养与部分肠内营养对比见表5-1。

表5-1　全肠内营养与部分肠内营养对比

类别	特点
全肠内营养（TEN）	①诱导CD缓解 ②维持CD缓解 ③促进黏膜愈合 ④对儿童CD疗效较为显著 ⑤不容易耐受，依从性差较差
部分肠内营养（PEN）	①维持CD缓解 ②纠正UC营养不良 ③不能诱导和维持UC缓解

（一）营养制剂的选择

肠内营养素按氮的来源不同分为非要素型（匀浆制剂、整蛋白型）和要素型（短肽型、氨基酸型），这些配方在进行营养支持治疗时效果无明显差异，可根据个体不同情况和配方耐受情况选择。低脂配方能够提高肠内营养诱导CD缓解的效果，但长期使用易引起必需脂肪酸缺乏。IBD活动期建议减少膳食纤维的摄入。常用肠内营养配方比较见表5-2。

表5-2　常用肠内营养配方比较

种类		特点	优点	缺点
非要素型	匀浆制剂	①以整蛋白或蛋白质游离物为氮源 ②渗透压接近等渗	①价格低廉 ②口感好，可口服，也可管饲 ③使用方便，耐受性好	需经蛋白消化酶分解成小分子短肽和游离氨基酸后经肠壁黏膜细胞吸收，小肠无法直接吸收，因此仅适用于消化功能相对健全的患者
	整蛋白型（能全力、安素、能全素）			
要素型	短肽型（百普素、百普力）	①以水解蛋白为氮源组成 ②不需要消化或稍微吸收	无须消化即可直接或接近直接吸收和利用	①口感差 ②渗透压中等，偶见腹泻
	氨基酸型（爱伦多）	①由单体组成 ②不需要消化或经轻微水解可在小肠上端直接吸收	①成分明确 ②分子量少，残渣少 ③主要用于肠功能严重障碍、不能耐受整蛋白和短肽类制剂的患者	①口感差 ②渗透压高，容易腹泻 ③成本高

（二）肠内营养途径的选择

肠内营养途径分为口服营养补充和管饲营养两种。

❶　口服营养补充

口服营养补充是以增加口服营养摄入为目的，将能够提供多种宏量营养素和微量营养素的营养液体、半固体或粉剂的制剂加入饮品和食物中经口服用的一种肠内营养途径。

口服营养补充的优点：经济方便，口味好，避免味觉疲劳，生活质量相对较高，对日常生活影响不大，无并发症，依从性好。

口服营养补充的缺点：容易出现恶心、腹胀等胃肠道症状，影响食欲，不容易完成目标摄入量。

口服营养补充适用于维持或改善营养状况以及长期采用肠内营养维持缓解的患者，且肠内营养摄入目标量＜900 mL/d时。

为提高患者对口服肠内营养制剂的耐受性和依从性，可以考虑模拟管饲的方法口服肠内营养制剂进行肠内营养治疗，具体方法如下：选择合适的肠内营养制剂，按照说明书每次兑好200～300 mL，置于保温杯中，每3～5 min口服30～50 mL。这种改良的口服方法多能够明显提高患者的耐受性和依从性，从而能够有效实施肠内营养治疗。通过改良的口服方法进行肠内营养治疗不仅有管饲的疗效、不产生管饲的副作用，而且价廉物美、简便易行。

❷ 管饲营养

当口服营养补充超过2511.51 kJ/d或需全肠内营养时，建议采取管饲营养。管饲营养尤其适用于全肠内营养（营养液输注量大）、肠腔狭窄或吸收面积不足的患者，如不完全性肠梗阻、肠外瘘或短肠综合征患者。管饲EN耐受性好，可以在输注速度均衡和营养液恒温的基础上，保证输注量。

管饲营养途径包括鼻胃管、鼻肠管、胃造瘘管/空肠造瘘管，以鼻胃管最常用。如何选择管饲营养途径，可参考管饲营养途径决策流程图（图5-4）。护士应对每一种管饲营养途径的优缺点（表5-3）非常了解，才能做好解释工作，从而能让患者做出正确的选择。

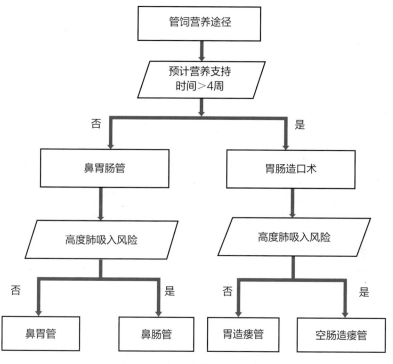

图5-4 管饲营养途径决策流程

表5-3 鼻胃管、鼻肠管、胃造瘘管/空肠造瘘管三种管饲营养途径的特点

途径	优点	缺点	临床应用
鼻胃管	①置管操作简单 ②更接近人体正常消化吸收	①刺激鼻咽部、形成溃疡、出血 ②容易脱出 ③容易反流	适用于大多数患者
鼻肠管	减少呕吐、误吸发生	①置管技术水平相对较高 ②成本较高 ③管径细，堵管概率较大	①胃排空障碍患者 ②高位CD患者 ③胃或十二指肠瘘患者
胃造瘘管/空肠造瘘管	①减少对鼻、咽、喉的刺激 ②减少误吸 ③留置时间长	①有创置管技术 ②价格昂贵 ③患者不容易接受 ④管道维护相对复杂	①适用管饲时间>4周患者 ②不推荐CD患者做空肠造瘘管

临床可供护士选择的管饲导管产品非常多，要清楚不同材质导管的优缺点（表5-4）。理想的管饲导管应具备以下特点：导管细、管腔大、内壁光滑、不易堵管、组织相容性好、不刺激鼻黏膜、导管弹性好、不容易折曲，并有许多专门的设计，如有刻度、专用的接口等。应根据患者预计管道留置时间和经济承受能力选择合适的导管。

表5-4　鼻胃管、鼻肠管和胃造瘘管/空肠造瘘管三种导管材质的比较

材质	抗胃酸能力	毒性	耐高温	强度	内径	使用寿命
橡胶	差	小	差	41 mil.Pa	小	短（1周）
聚氯乙烯（PVC）	极差	有	尚可	17 mil.Pa	大	短（1周）
聚氨酯（PUR）	好	无	好	48 mil.Pa	很大	长（42天）

（三）肠内营养输注方式的选择

肠内营养输注方式可分为三种，即分次推注、间歇输注和持续输注。三种肠内营养输注方式比较见表5-5。研究表明，恒速持续输注患者胃肠道并发症少，效果更好。IBD患者由于合并肠狭窄等原因，通常采取持续输注的方式，即在12～24 h内将每日所需的全量营养液持续输入胃肠道。

表5-5　三种肠内营养输注方式比较

方式	方法	优点	缺点
分次推注	每日4～6次，每次200～400 mL	操作简单，患者有较多活动时间	胃肠道并发症多
间歇输注	每日4～6次，每次250～500 mL，速度200～400 mL/h	操作简单，患者有较多活动时间	胃肠道并发症仍较多，增加护理工作量
持续输注	通过重力或营养输注泵连续12～24 h输注	胃肠道并发症最少，营养吸收最好	患者活动时间少

（四）管饲营养实施与护理

❶ 营养液使用注意事项

（1）肠内营养液开瓶后未使用，可以放置于冰箱（2~8 ℃），有效期24 h，超24 h未使用完应丢弃，防止细菌过度滋生。

（2）应遵守无菌原则，避免双手污染，将细菌带入肠管内。

（3）不允许直接将药物注入营养液中，以免形成沉淀或与肠内营养液发生化学反应。

（4）营养管每24 h更换1次。

❷ 营养液输注原则

（1）浓度：从低到高。

（2）容量：从少到多，由500 mL/d开始，逐渐过渡到1000~1500 mL/d，2~3天内逐渐增至目标量。

（3）速度：从慢到快，由20~50 mL/h开始，逐渐过渡到80~100 mL/h，每日12~24 h内输注完毕。

❸ 管饲常见并发症与护理对策

1）误吸。

【原因】

（1）管饲导管端位于食管。

（2）出现胃排空障碍。

（3）管饲体位管理不当。

（4）口腔分泌物未及时清除。

【护理对策】

（1）每次管饲前观察患者口咽部情况，如发现管道盘曲在口腔，应立即处理。

（2）每次喂养前确认管饲导管端位置。

（3）管饲过程中，保持床头抬高角度为30°~45°（禁忌证除外），鼻饲结束后保持半卧位30~60 min，如果患者进行其他操作，必须降低床头。操作结束后尽快恢复床头高度。

（4）管饲期间每4~6 h监测1次胃残量，当胃残量≥200 mL时，停止营养液的摄入；当100 mL<胃残量<200 mL时，继续以原速度维持摄入；当胃残量≤100 mL时，以20 mL/h的速度增加。

（5）做好患者口腔护理，每日至少进行2次口腔清洁。

（6）出现胃排空障碍、误吸高风险患者应选择鼻肠管或胃/空肠造瘘管喂养。

2）导管堵塞。

【原因】

（1）营养液比较黏稠。

（2）注入颗粒状物质。

（3）选择管道管径过细。

（4）冲管不充分。

【护理对策】

（1）营养液输注前后用20~30 mL温开水脉冲式冲洗营养管。

（2）管饲期间每隔4 h用20~30 mL温开水脉冲式冲洗鼻胃管1次，可以降低堵管率。

（3）鼻空肠管相对胃管管径细，发生堵管概率比较大，输注营养液应尽可能选择成品制剂，减少残渣堵管。

（4）管饲给药除水剂药物外，不建议管饲颗粒型药物，因颗粒型药物碾碎溶于水仍有残衣和颗粒，容易堵管，该类药物应以口服为宜，否则建议专科医生更改药物剂型。

（5）避免经管饲导管注入硫糖铝等黏稠药液。

（6）如发生堵管，用小容量的注射器（2 mL或5 mL），以温水冲洗与负压抽吸交错进行。若注水无效，可尝试把胰酶溶在碳酸氢钠溶液中冲洗通管。

（7）严禁用导丝在患者体内通管。

3）胃肠道并发症。

【原因】

对营养液成分不耐受而出现腹泻、腹痛、腹胀和便秘等症状。

【护理对策】

（1）胃肠道症状是肠内营养常见并发症，在实施营养支持过程中，需要进行肠内营养耐受性评估（表5-6），根据评估的结果适当调整输注计划：评分0～1分，按原始速度加倍；评分1～2分，维持原速度；评分3～4分，按10 mL/h速度减量；评分≥5分，暂停肠内营养或更换营养途径。

表5-6　肠内营养耐受性评估

评价内容	评估分值			
	0分	1分	2分	5分
腹胀/腹痛	无	轻度腹胀	明显腹胀或腹痛，可自行缓解或腹内压达15～20 mmHg	严重腹泻或腹痛，不能自行缓解，或腹内压>20 mmHg
恶心/呕吐	无症状或持续胃肠减压且无症状	恶心但无呕吐	恶心呕吐（不需要胃肠减压）或胃残量>250 mL	呕吐，且需要胃肠减压或胃残量>500 mL
腹泻	无	稀便3～5次/d	稀便≥5次/d	稀便≥5次/d

（2）当肠内营养出现不耐受情况时，不应马上停止使用，可以通过调整肠内营养的途径、剂型、输注速度、温度或调整胃肠道药物种类或剂量以提高胃肠道耐受性。初次应从低浓度开始，根据治疗进度逐渐增加浓度，降低输注速度。对于乳糖不耐受的患者，应予无乳糖配方治疗。

（3）使用输注泵进行管饲能够提高患者的耐受性。与分次推注和间歇输注相比，使用输注泵持续输注肠内营养（图5-5），不但能减少管饲护理工作量，而且能够准确控制输注速度，按时完成输注量，改善肠道吸收情况，减少肠内营养并发症，提高胃肠道耐受性。

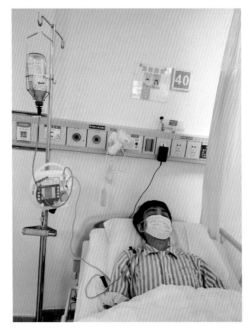

图5-5　肠内营养泵持续输注

（4）使用加温器能提高患者耐受性，使用时应注意，加温器禁止夹在胃管的任何地方，必须夹在输注管道上离接口15 cm处，并使营养液温度达到38～40 ℃。

（5）对于出现便秘的患者，应适当补充水分，添加膳食纤维，增加活动量，必要时使用通便药物。

4）营养管错位。

【原因】

（1）风险意识不足。

（2）评估不足，喂养前未确认导管位置。

（3）操作因素。

（4）管道问题。

【护理对策】

（1）加强警示教育，强调营养管错位的风险。

（2）加强营养液输注管理，规范喂养前确认导管位置的行为。

（3）肠内营养与肠外营养的输液泵不能混用，两者必须专用。

（4）冲洗肠内营养导管的注射器也必须专用，肠内营养不能用注射器，应该用打奶器。

（5）建议将不同液体分类悬挂，静脉输液挂于床头，肠内营养液和冲洗液挂于床尾（图5-6）。

（6）移动患者后，必须重新检查各个导管的连接情况，避免发生连接松动、扭曲打折和错误连接等现象。

（7）在喂养管道的连接头处做好管道标识。

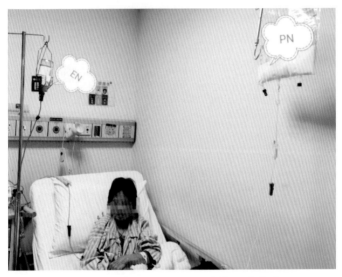

图5-6　同时输注EN与PN时营养液悬挂图示

五、肠外营养

肠外营养是一种通过周围或中心静脉，将维持或满足机体营养需要的制剂输入人体内的静脉营养疗法。肠外营养对于深静脉血栓高危的IBD患者来说，会进一步加深深静脉血栓的风险，仅限于肠内营养供给量低于目标需要量的60%，肠内营养有禁忌证或重症患者围手术期营养治疗患者。肠外营养联合肠内营养优于全肠外营养。当肠内营养供给量不能达到机体所需能量的60%时，应给予补充性肠外营养（supplementary parenteral nutrition, SPN）。

（一）肠外营养适应证

（1）肠梗阻，无法实施肠内营养策略。

（2）严重胃肠道吸收不良。

（3）不能耐受肠内营养，如肠动力障碍、严重腹泻等。

（4）肠瘘造成腹腔感染且未得到控制。

（5）CD继发短肠综合征。

（6）高流量肠外瘘（≥500 mL/d），且无法维持水电解质平衡。

（7）处于IBD相关手术围手术期。

（8）高位肠内瘘（如胃或十二指肠、结肠内瘘）且无法实施肠内营养策略。

（二）肠外营养的配方

❶ 肠外营养物质的组成

肠外营养物质的组成包括氨基酸、葡萄糖、脂肪乳剂等三大营养素和电解质、微量元素、维生素等三小营养素。肠外营养的每日推荐量见表5-7。

❷ "全合一"配方

临床上常用三升袋配置的"全合一"配方，即将所有营养成分放在同一容器内，同时输注给患者。"全合一"的总能量构成中，碳水化合物供能应占50%～70%，其余能量由脂肪乳剂供给，为30%～50%。对高分解代谢或TPN早期（1周内）患者，建议采用低热卡、高蛋白配方〔总能量≤83.71kJ/（kg·d）〕，或每日给予所需总能量的80%，蛋白质≥1.2 g/（kg·d），此配方可减轻重要脏器负担。

需要注意的是，碳水化合物比例过高容易产生糖代谢紊乱、CO_2潴留、肝内胆汁淤积等并发症。

❸ 脂肪乳剂的主要作用

脂肪乳剂的主要作用是提供能量和必需脂肪酸，主要成分为多不饱和脂肪酸（polyunsaturated fatty acids, PUFA），不同成分的脂肪酸具有不同的免疫调节功能。n-6 PUFA是脂肪乳剂的主要成分，但其代谢产物具有加剧炎症反应的作用，不宜作为脂肪酸的唯一来源，而应添加促炎作用很弱的鱼油脂肪乳剂（主要成分为n-3 PUFA）、橄榄油脂肪乳剂（主要成分为n-9 MUFA）或不影响炎症反应并且能够快速供能的中链甘油三酯（medium-chain triglyceride, MCT）。

表5-7　肠外营养的每日推荐量

营养物质		推荐量
能量		83.68～125.52 kJ/（kg·d）
葡萄糖		2～4 g/（kg·d）
脂肪		1～1.5 g/（kg·d）
氮		0.1～0.25 g/（kg·d）
氨基酸		0.6～1.5 g/（kg·d）
电解质（肠外营养成人平均日用量）	钠	1840～2300 mg
	钾	2340～5850 mg
	氯	2840～3550 mg
	钙	200～400 mg
	镁	192～288 mg
	磷	310～930 mg
脂溶性维生素	维生素A	0.75 mg
	维生素D	0.03 mg
	维生素E	10 mg
	维生素K	10 mg
水溶性维生素	维生素B_1	3 mg
	维生素B_2	3.6 mg
	维生素B_6	4 mg
	维生素B_{12}	5 μg
	泛酸	15 mg
	烟酰酸	40 mg
	叶酸	400 μg
	维生素C	100 mg

（续表）

营养物质		推荐量
微量元素	铜	0.3 mg
	碘	131 μg
	锌	3.2 mg
	硒	30～60 μg
	钼	19 μg
	锰	0.2～0.3 mg
	铬	10～20 μg
	铁	1.2 mg

（三）肠外营养液的配制

① 肠外营养液配制流程

肠外营养液对配制环境要求高，需要在静脉药物配制中心完成，配制流程如图5-7所示。

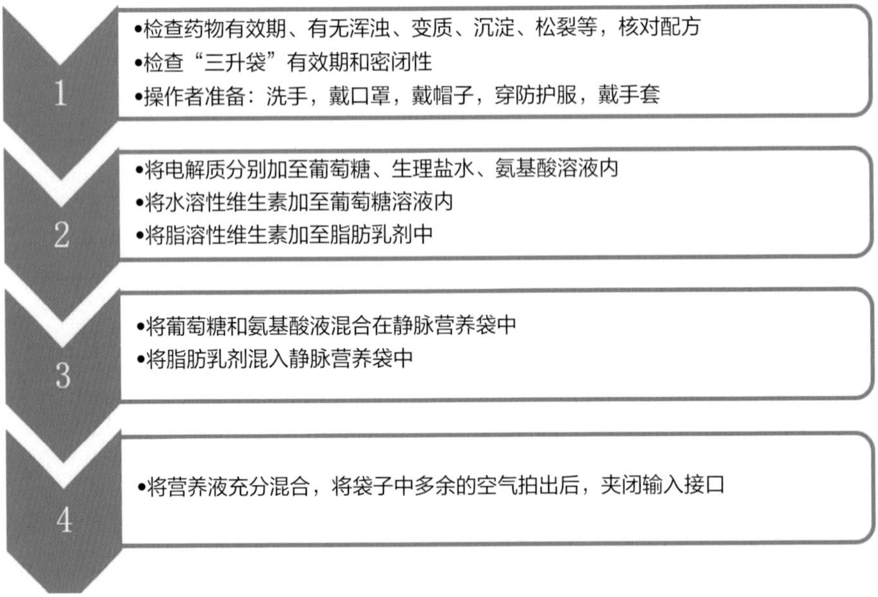

1
- 检查药物有效期、有无浑浊、变质、沉淀、松裂等，核对配方
- 检查"三升袋"有效期和密闭性
- 操作者准备：洗手，戴口罩，戴帽子，穿防护服，戴手套

2
- 将电解质分别加至葡萄糖、生理盐水、氨基酸溶液内
- 将水溶性维生素加至葡萄糖溶液内
- 将脂溶性维生素加至脂肪乳剂中

3
- 将葡萄糖和氨基酸液混合在静脉营养袋中
- 将脂肪乳剂混入静脉营养袋中

4
- 将营养液充分混合，将袋子中多余的空气拍出后，夹闭输入接口

图5-7 肠外营养液配置流程

② 肠外营养液配制注意事项

（1）掌握常见配伍禁忌，避免发生物理和化学反应。

（2）钙剂和磷酸盐必须分别加在不同的溶液内稀释。

（3）为保证混合液中物质的稳定性和相容性，需遵循调配顺序。

（4）防止营养液在注射器中产生沉淀。

（5）营养液需现配现用，暂不输注时，可在冰箱内以4℃保存，但需在24 h内输完。输注时将营养液从冰箱中取出，在常温下放置0.5～1 h预热后方可输注。

（6）禁止在营养液中加入其他药物。

（四）肠外营养的途径选择

当补充性肠外营养总液体量较少、浓度低、使用时间较短（<14天）时，可考虑外周静脉输液。当使用外周静脉输注肠外营养时，需做好防外渗护理。当穿刺口发生红肿、白细胞数量升高、低热等不良反应时，应立即更换输液肢体。

对于预计肠外营养治疗需2周以上的患者，应采用中心静脉导管，相比外周静脉管，中心静脉管径粗，可以减少高浓度药物对外周血管的损伤。患者进行肠外营养输注时，尽量选择经外周静脉穿刺的中心静脉导管（peripherally inserted central catheter, PICC）和中心静脉导管，PICC相比中心静脉导管更安全，为输注TPN首选。股静脉管和颈内静脉管容易受污染，敷贴固定不稳，并给患者活动造成不便，故不建议用于输注TPN。

（五）肠外营养并发症和防治

① 导管相关性并发症

常见的导管相关性并发症有穿刺相关空气栓塞、血胸、大血管损伤等。

【预防与处理】

（1）加强护士技能培训，提高穿刺置管成功率，避免反复穿刺。

（2）穿刺过程中动作应轻柔。

（3）穿刺后严密观察患者面色、呼吸情况，发现异常应及时报告医生对症处理。

❷　感染并发症

常见的感染并发症有导管相关感染、营养液污染等。

【预防与处理】

（1）操作前做好手卫生清洁，严格执行无菌操作，穿刺时保证"最大无菌屏障"。

（2）严格在无菌环境下配制营养液并正确保存，避免超过24 h输注。

（3）规范更换输液管或输液接头，避免污染。

（4）正确封管，避免营养液残留在导管端。

（5）定期消毒和更换穿刺口敷料，避免穿刺口感染。

（6）必要时拔除导管做细菌培养。

❸　代谢性并发症

常见的代谢性并发症有高血糖、低血糖、电解质紊乱及肝损害等。

【预防与处理】

（1）以匀速输注营养液，有条件者使用恒速泵输注。

（2）定时监测患者血糖变化，若出现异常应及时对症处理。

（3）密切观察患者自诉有无饥饿感及有无心悸、脉速、多汗等低血糖反应。

（4）定时监测水电解质和肝功能指标变化，及时纠正处理。

第四节　炎症性肠病患者营养管理

IBD营养治疗程序相对复杂且技术要求高，需要专科医师、经过训练的护士、营养师、药剂师等专业医务人员组成专业营养治疗小组，对患者进行营养治疗的系统管理，保证营养治疗的可行性、有效性、安全性，减少营养治疗过程中的机械性、代谢性和感染性并发症的发生。IBD营养支持治疗管理是一个循环的管理流程（图5-8）。

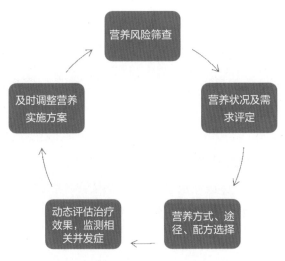

图5-8 IBD营养支持治疗规范化操作管理流程

一、成立IBD营养支持小组

IBD营养支持小组成员包括科室主任、科室护士长、专科医师、专科护士、营养师、药剂师。

营养小组成员主要工作职责有以下5点。

（1）科室主任、科室护士长负责制定营养管理规范和质量管理标准。

（2）专科医师与营养师、药剂师负责制定与调整患者营养支持方案。

（3）专科护士为营养支持方案的主要执行者，主要负责患者营养风险评估和选择，建立、维护营养途径，并参与患者的随访管理。

（4）营养师负责会诊及组织营养小组成员的营养培训，培训内容包括营养筛查、营养需求评定、饮食计划制订及饮食记录。

（5）药剂师负责提供药物知识的咨询。

二、制定与实施多学科营养管理方案

（一）建立患者营养管理档案

专科护士与患者首次访谈过程中，应收集患者一般资料、测定身高、记

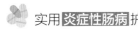

录BMI值，并使用NRS 2002量表进行营养风险筛查，建立档案。

（二）指导患者填写饮食日记

饮食日记模板设计内容包括进食时间、进食食物（正餐、点心、零食）的名称、含量，进食食物后的消化道不良反应（如腹痛、腹泻、腹胀）及出现的时间等（附录G）。指导患者随时在饮食记录本上记录相关的进食情况，最迟记录时间为当天晚上睡觉前。

为方便患者携带，饮食日记本装订为口袋本，页数不宜过多，应在日记本的首页列举记录示例和备注记录的说明。

详细指导患者填写饮食日记，并告知其目的和意义，提醒患者每次随诊都要带上饮食日记让医生进行评估与指导，提高患者填写饮食日记的依从性。

（三）营养需要量估算

营养需要量估算包括能量供给需要量估算和蛋白质、碳水化合物、脂肪供给量估算。

（四）营养支持治疗过程动态评估治疗效果和密切监测相关并发症

评估和监测指标包括检验结果（血常规、血清白蛋白、转铁蛋白、C反应蛋白、红细胞沉降率等）、维生素D等常量元素和微量元素含量、BMI、肱三头肌皮褶厚度和上臂围。

（五）开展IBD营养教育系列活动

专科医师、专科护士及营养师轮流开展营养知识讲座，加强患者对营养管理重要性的认识。通过互联网交流、病区宣传栏、科普手册等方式发布IBD相关的营养管理资讯，使患者通过多渠道获取正确的营养知识，增强自我管理能力。

（六）开设IBD专科门诊和营养专科门诊

建立IBD患者管理群，为患者提供院内、院外营养治疗技术支持。

三、营养管理质量控制

专科护士为每例患者建立营养档案，及时调整营养方案，并邀请家属共同参与，从而提高营养治疗措施落实率。

科室主任或护士长每月组织召开小组例会1次，讨论并分析营养管理过程中存在的问题，提出整改措施，保证营养管理过程标准化和规范化。

成立营养支持小组，制作流程单、核查单，通过检查发现问题，持续改进质量。

四、营养管理效果评价方法

（一）评价频率

每两周评价1次，随访3个月。

（二）评价指标

评价指标包括客观营养学指标和主观营养学指标。

❶ 客观营养学指标

客观营养学指标包括机体测量（BMI和皮褶厚度）、血浆蛋白质、总蛋白、血红蛋白浓度等。

❷ 主观营养学指标

主观营养学指标包括体重、食欲、饮食量变化，有无胃肠道不良症状或障碍，器官功能状态及营养缺乏所引起的生理症状等。

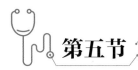

第五节　炎症性肠病患者家庭营养

　　家庭营养支持是指在专业营养支持小组的指导下，让某些病情相对平稳且需进行营养支持的患者在家中接受营养支持，且给予的营养物质能满足个体需求。家庭营养支持分为家庭肠内营养（home enteral nutrition, HEN）和家庭肠外营养（home parenteral nutrition, HPN）。由于PN支持的技术要求较高，且有可能发生较严重的并发症，所以目前家庭营养支持以HPN为主。IBD患者由于疾病本身的特点，营养障碍非常普遍而且持久，因此，IBD患者是家庭营养支持的合适人群。由于家庭营养支持在国内起步比较晚，目前尚处在摸索阶段，在这方面的研究报道较少，因此需要借鉴国外有益经验，以期为IBD患者家庭营养支持的发展提供思路。

一、家庭营养支持的优势

（一）缩短住院时间

　　家庭营养支持能够缩短住院时间，这一点无论对于患者还是医疗卫生系统都是有益的。

（二）提高患者的生活质量

　　家庭营养支持是在患者家里进行的，能恢复患者家庭生活，甚至可以恢复工作和学习，极大地提高了患者的生活质量。家庭营养支持可实现医院所能提供的相同质量的营养支持，但花费显然更少。

（三）减少医院相关并发症

家庭营养支持可以预防或减少在医院治疗而引发的相关并发症，最为突出的是减少院内感染的发生。这种方式不但有利于达成患者出院后的营养目标，还有利于维持基础病治疗的持续性，并优化总体医疗费用支出。

二、开展家庭营养支持的条件

（一）必须有专业营养支持小组

营养支持小组成员包括专科医师、经过训练的护士、营养师、药剂师等，还需要多学科的合作来完成。

（二）需要对患者进行评估

选择合适的患者是家庭营养支持成功的基础。除了要评估患者病情以外，还要评估患者的社会-家庭支持情况。

❶ 选择合适的患者

（1）患者病情稳定，允许出院，但是依旧需要营养支持。

（2）患者及其家属需要同意基于家庭内进行的营养支持，理解并接受相关生活方式的改变。

（3）住院期间经过营养支持，呈耐受的状态。营养支持不是从出院的时候才开始，而是至少在出院前1周就开始实施，需要经过临床观察和留有时间给护士对患者及其家属进行教育。

（4）营养支持有利于患者康复和提高生活质量。

❷ 评估社会-家庭支持

（1）居住的环境应有利于营养支持的安全实施，因此，要对患者居住环境及设备进行评估，包括家庭成员人数、房间数量、卫生间数量和位置、患者卧室空间、储物空间等，都要满足家庭营养支持实施的条件。

（2）家庭地址评估应考虑营养支持小组方便到达的程度，以及物资运输、周围急救服务配备的便利度等。

（3）现今很多家庭都养宠物，这方面的问题也要考虑进去，要评估宠物种类、习性、对患者的亲近程度是否会影响家庭营养支持的实施。

（4）营养设备及营养配方需满足患者的院外需求。

（5）患者或其家属能够学习营养支持相关技术。

（6）可获得营养支持小组出院后的技术支持。

（7）有医疗报销或可承担相关费用支出。

三、出院前准备

了解患者对家庭营养支持的期望（如体重增长、生活质量及应对突发事件的可能性），评估患者及其家属的教育水平及学习能力，以便选择最佳的培训方式、最合适的喂养系统及最合适的人选负责操作。

（一）选择喂养途径

首先考虑患者的肠道功能，遵循"只要肠道有功能就尽量让其发挥作用"的理念。然后才考虑以下情况：患者预期营养支持的持续时间、感染风险、置管脱位风险、患者或照护者维护该途径的能力、置管使用频率等。

对于肠外营养患者，建议使用可植入式隧道硅胶导管。输注的时候适当延长导管使用，以使患者活动更加自由。

对于肠内营养患者，喂养途径选择因人而异，不能行口服营养的患者，通常推荐胃造瘘管，因为胃造瘘管可使患者更容易过上接近正常人的生活。但胃造瘘管在我国的临床应用范围仍远小于鼻饲管，这可能与胃造瘘置管的有创性、维护管道相对复杂有关。对需要管饲而不接受胃造瘘的患者，应根据误吸风险大小选择鼻胃管或鼻空肠管。

在建立营养管道前，要向患者告知置管初始阶段会有一个适应阶段，否则患者会因为不适应而放弃，还要告知短期和长期可能出现的并发症以及如何防范。

（二）选择营养配方

对于家庭肠外营养患者，建议使用预包装好的一次性产品来简化操作。营养配方的适应证应与住院患者相同，另外还需考虑营养配方是否能在家里配制。

（三）配置技术设备

实施家庭营养支持的患者，应根据患者的营养途径、营养方式、营养配方以及个体需求配置合适的技术设备。持续输注方式营养吸收好、并发症少，被越来越多的IBD患者接受，但是该方式最大的缺点是患者活动不方便，家庭营养更难实现。针对这类接受持续输注方式的患者，可建议患者购买便携式肠内营养输注泵（图5-9），个别产品功能较齐全，有智能恒速输注、加温、警示报警等功能，有利于肠内营养安全实施。

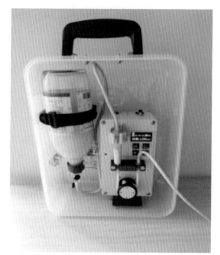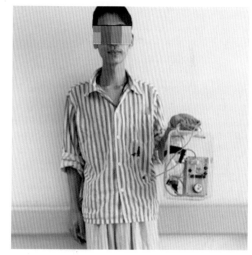

图5-9 便携式肠内营养泵输注

（四）提供出院前培训

及早发现家庭营养支持适合人群，才能保证培训教育能在患者住院期间开展。培训项目应为患者或其照顾者量身定做，并由具有最佳培训能力的护士负责培训。

要确保培训对象有能力掌握操作技术，并懂得如何识别和及时应对并发症。

❶ 培训能够成功的要点

（1）了解培训对象的学习能力，并对其进行针对性教育。

（2）提供简洁明了的书面资料，最好是图文并茂。

（3）操作演示是最好的培训方法，演示过程中应尽可能使用患者在家里能使用到的物品。

（4）在无干扰、人数尽可能少的环境中开展培训。

（5）在每次培训开始时总结前一次培训所学的内容。

（6）先从简单的概念和操作开始，然后增加难度，切记不要一次性给予过多信息，以免增添培训对象的学习负担。

（7）适当的表扬有利于调动培训对象的积极性。

（8）培训结束的时候，详细记录培训对象的知识掌握程度及其达成目标的情况。

❷ 培训项目

（1）每日营养液的输送量和如何选择营养配方。

（2）喂养途径的护理。

（3）机器设备（营养泵）的使用及故障处理。

（4）如何固定管道和保持管道通畅。

（5）如何通过导管给药。

（6）意外问题及并发症的解决方法。将营养支持过程中的异常问题及异常症状的对策列表（表5-8）并交给患者。

（7）个人卫生与家庭环境卫生。

表5-8 营养支持过程中异常问题或异常症状的对策

异常问题或异常症状	对策
腹泻	①调慢营养液输注速度 ②记录大便次数、颜色、性质和量 ③联系营养支持小组 ④及时到医院就诊
导管堵塞	①使用小容量的注射器（2 mL或5 mL），用温水冲洗与负压抽吸交错进行 ②当注水无效时，可尝试用碳酸氢钠溶液或可乐冲洗通管 ③联系营养支持小组 ④及时到医院就诊

......

（五）家庭营养支持随访

随访的目的是保证患者在家里有效、安全、连续地实施营养支持，根据随访结果及时调整营养支持方案，及时处理并发症以及决定营养支持的继续、变更和中止。

家庭营养支持随访内容包括：

1）监测患者的基本营养指标，如测量BMI、上臂围、肱三头肌皮褶厚度，并抽血检测肝肾功能、电解质等，从而了解患者的基本情况。

（1）了解患者治疗的依从性、营养目标达成情况。

（2）了解有无出现并发症。

（3）了解有无营养支持过度的情况。

2）创造开展家庭营养支持随访的条件。

（1）建立一个多学科合作的营养支持小组，小组成员除了专科医师、专科护士、营养师以外，必要时邀请药剂师、心理学家等专业人员参加。

（2）设立IBD专科门诊和营养专科门诊，方便患者到门诊随诊。

（3）建立IBD档案。

（4）建立家庭营养支持微信群或QQ群，便于医患沟通交流。

（5）医院提供上门随访的医疗服务项目，如目前推行的"互联网+"护理服务。

第六节　炎症性肠病患者饮食建议

IBD患者饮食影响消化道症状、肠道炎症复发，以及营养状况变化等，如何合理饮食，是每一位IBD患者都非常关心的问题。有研究表明，IBD患者存在不合理饮食以及过度限制饮食等错误做法，从而加重营养不良，这说明为IBD患者提供正确的饮食建议是非常重要的。由于IBD患者疾病类型、肠段受累的部位不同，个体差异大，故没有一种特定的食谱适用于所有IBD患者，因此IBD患者的饮食建议应个体化。

一、饮食注意事项

❶ 平衡膳食

应避免过度限制饮食和过度饮食两种极端，平衡膳食的食谱要包括不同种类的食物：肉类、鱼类、禽类、奶制品（不存在乳糖不耐受情况时）、谷物、水果和蔬菜。

❷ 注意食物加工方法和饮食方法

（1）加工食物做到煮透、煮烂，避免食用生冷、不新鲜和不洁食物。

（2）避免采用煎炸烹饪方式，烹调简单化，少用或不用刺激性的色素、香料、调味品；不添加糖，尤其是精加工糖。

（3）少食多餐，每3~4 h进食一次，可以每日安排5餐，每次的食物摄入量可以比平时的一日三餐少一点，每次用餐的时间可适当延长。

❸ 避免摄入可能诱发或加重胃肠道症状的食物

采用排除饮食法筛选出IBD患者日常饮食中某些可能诱发或加重胃肠道症状的食物，如果患者因摄入某些食物而出现疾病症状的加重或复发，当不再摄入这些食物后，症状可得到不同程度的缓解，那么这些食物可列入排除的范畴。

排除饮食法通过记录饮食日记找到可排除的食物，需在IBD缓解期进行尝试，且在专科医生和营养师的指导下进行。需要患者花几周的时间记录日常饮食和症状，通过记录饮食日记，可不断摸索出自身能够耐受的食物，形成个体化的饮食方案。

二、个体化饮食建议

❶ 肠道狭窄的患者

避免进食可引起肠道梗阻的富含粗纤维和粗糙的食物，如玉米、芹菜、韭菜、橘子、软骨、粗杂粮等。

❷ 乳糖不耐受患者

应减少牛奶和奶制品的摄入，或选择低乳糖奶及奶制品，如酸奶、奶酪等。避免空腹喝奶，建议在正餐时或餐后1~2 h内饮奶。

❸ 缓解期和轻症患者

鼓励进食富含维生素及适量含有纤维素的食物。

（李萍　张华娟）

参考文献：

［1］中华医学会消化病学分会炎症性肠病学组，中华医学会肠外与肠内营养学分会胃肠病与营养协作组. 炎症性肠病营养支持治疗专家共识（第二版）［J］. 中华炎性肠病杂志，2018，2（3）：154-172.

［2］葛媛媛，李毅，龚剑峰，等. 克罗恩病的营养支持治疗［J］. 胃肠病学，2016（12）：711-713.

［3］田字彬，丁雪丽，荆雪. 克罗恩病的营养评估及营养支持治疗［J］.

肠外与肠内营养，2019，26（5）：257-260，265.

[4] 李明松，朱维铭，陈白莉，等. 克罗恩病-基础研究与临床实践［M］. 北京：高等教育出版社，2015：277-280.

[5] 李培，王新颖，彭南海，等. 门诊克罗恩病患者家庭肠内营养支持的实施与效果［J］. 中华临床营养杂志，2015，23（6）：378-381.

[6] 许珊珊，戴新娟. 炎症性肠病患者延续护理的研究进展［J］. 中华护理杂志，2017，52（7）：879-882.

[7] 何莹莹，王红霞，鲁阳. 基于微信平台的中医延续性护理在溃疡性结肠炎患者中的应用［J］. 中华护理教育，2018，15（5）：368-372.

[8] 周云仙，陈焰. 炎症性肠病患者饮食调查与分析［J］. 中华护理杂志，2013，48（10）：914-916.

[9] 周云仙，应立英. 饮食与炎症性肠病关系的研究进展［J］. 护理与康复，2012，11（5）：424-426.

[10] 周云仙，应立英. 炎症性肠病患者饮食日记本的设计与应用［J］. 护理学杂志，2013，28（9）：8-10.

[11] 石汉平. 肿瘤营养疗法［J］. 中国肿瘤临床. 2014，41（18）：1141-1144.

[12] 朱维铭，吕腾飞. 合理开展炎症性肠病的肠内营养治疗［J］. 中华内科杂志，2016，55（7）：499-501.

[13] 叶维，郑莹，关玉霞，等. 克罗恩病病人肠内营养治疗及护理的研究进展［J］. 护理研究，2019，33（17）：2991-2996.

[14] 李怀静. 不同间隔时间冲管对降低鼻胃管堵管的研究［J］. 护士进修杂志，2014，29（1）：5-7.

[15] 邵燕，勇琴歌，沙薇薇. 恒速滴注法在高龄卧床管饲患者中的应用效果［J］. 解放军护理杂志，2013，30（23）：56-57.

[16] 胡延秋，程云，王银云，等. 成人经鼻胃管喂养临床实践指南的构建［J］. 中华护理杂志，2016，51（2）：133-141.

[17] 李培培，张丽，于子荞，等. 家庭肠内营养的国内外研究进展［J］.

护理学杂志，2017，32（11）：105-109.

[18] TRIGGS C M, MUNDAY K, HU R, et al. Dietary factors in chronic inflammation: food tolerances and intolerances of a New Zealand Caucasian Crohn's disease population [J]. Mutation Research, 2010, 690（1-2）: 123-138.

[19] MUELLER C, COMPHER C, ELLEN D M.A.S.P.E.N. clinical guidelines: Nutrition screening, assessment, and intervention in adults [J]. JPEN Journal of Parenteral and Enteral Nutrition，2011，35（1）：16-24.

[20] KONDRUP J, RASMUSSEN H H, HAMBERG O, et al. Nutritional risk screening （NRS 2002）: a new method based on an analysis of controlled clinical trials [J]. Clinical Nutrition，2003，22（3）：321-336.

[21] FORBES A, ESCHER J, HÉBUTERNE X, et al. ESPEN guideline: Clinical nutrition in inflammatory bowel disease [J]. Clinical Nutrition，2017，36（2）：321-347.

[22] SANTUCCI N R, ALKHOURI R H, BAKER R D, et al. Vitamin and zinc status pretreatment and posttreatment in patients with inflammatory bowel disease [J]. Journal of Pediatric Gastroenterology and Natrition, 2014，59（4）：455-457.

[23] YAMAMOTO T. Nutrition and diet in inflammatory bowel disease [J]. Current Opinion in Gastroenterology，2013，29（2）：216-221.

[24] ALHAGAMHMAD M H, DAY A S, LEMBERG D A, et al. An update of the role of nutritional therapy in the management of Crohn's disease [J]. Journal of Gastroenterology，2012，47（8）：872-882.

[25] VANEK V W, SEIDNER D L, ALLEN P, et al. A.S.P.E.N. position paper: Clinical role for alternative intravenous fat emulsions [J]. Nutrition in Clinical Practice，2012，27（2）：150-192.

[26] DING Z, WU X R, REMER E M, et al. Association between high visceral fat area and postoperative complications in patients with Crohn's disease

following primary surgery［J］. Colorectal Disease，2016，18（2）：163-172.

［27］BISCHOFF S C, AUSTIN P, BOEYKENS K, et al. ESPEN guideline on home enteral nutrition［J］. Clinical Nutrition，2020，39（1）：5-22.

［28］KLEK S, HERMANOWICZ A, DZIWISZEK G, et al. Home enteral nutrition reduces complications, length of stay, and health care costs: results from a multicenter study［J］. American Journal of Clinical Nutrition，2014，100（2）：609-615.

［29］VALLABH H, KONRAD D, DECHICCO R, et al. Thirty-Day Readmission Rate Is High for Hospitalized Patients Discharged With Home Parenteral Nutrition or Intravenous Fluids［J］. JPEN Journal of Parenteral and Enteral Nutrition，2017，41（8）：1278-1285.

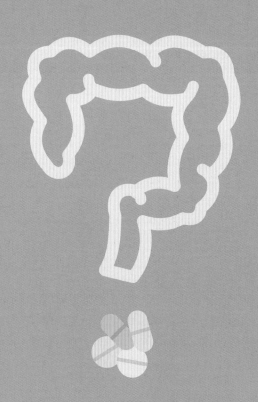

·第六章·
克罗恩病合并肠瘘与
肛周病变治疗与护理

实 / 用 / 炎 / 症 / 性 / 肠 / 病 / 护 / 理

肠瘘是指胃肠道与其他空腔脏器、体腔或体腔外有异常通道，肠内容物循此进入其他脏器、体腔或排出体外，并由此引起感染、体液丧失、内部稳态失衡、器官功能受损的一种病理改变。

肠瘘是克罗恩病（CD）的严重并发症之一，是由肠道炎症的发展导致肠壁全层损伤、与周围器官组织粘连等因素引起，所产生的微小穿孔逐渐形成瘘管、脓肿和蜂窝组织炎。肠瘘是CD加重或复发的表现，其具有治疗难度大、护理极具挑战性等特点。造口护士在护理肠瘘患者方面能发挥重要作用，其熟练掌握各系列造口袋和皮肤护理产品的使用技巧，可为患者提供更为恰当、有效的护理方法。

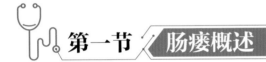

第一节 肠瘘概述

一、肠瘘分类

肠瘘有多种分类方法。

（一）根据内外瘘的区别分类

穿破腹壁与外界相通的肠瘘称为肠外瘘，见图6-1；与其他空腔脏器相通，或肠与肠相通，肠内容物不流出肠腔外的肠瘘称为肠内瘘。

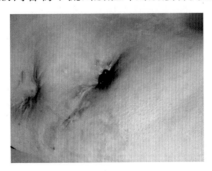

图6-1　肠外瘘

（二）根据瘘管的发生部位和瘘口位置分类

瘘管的发生部位和瘘口位置是瘘管命名和评估的依据，常见的瘘管类型见表6-1。

表6-1 瘘管的类型

瘘管名称	通道
直肠-阴道瘘	直肠到阴道
结肠-皮肤瘘	结肠到皮肤
肠外瘘	小肠到皮肤
肠-肠瘘	小肠到小肠

（三）根据漏出液量分类

根据漏出液量，肠瘘分为低流量瘘、中流量瘘和高流量瘘，低流量瘘24 h内的引流液少于200 mL，中流量瘘24 h内的引流液为200～500 mL，高流量瘘24 h内引流液超过500 mL。

（四）根据瘘口在胃肠道的解剖部位分类

根据瘘口在胃肠道的解剖部位，肠瘘分为高位瘘和低位瘘，常以屈氏韧带100cm的空肠处为界。近端者称高位瘘，远端者称低位瘘。

（五）根据解剖特点以及瘘道的复杂程度分类

根据解剖特点以及瘘道的复杂程度，肠瘘分为简单瘘管与复杂瘘管，简单的瘘管仅有瘘道而无脓肿，Ⅰ型复杂瘘管有脓肿存在且波及多个器官，Ⅱ型复杂瘘管开口位于伤口，因此复杂瘘管护理难度较大。复杂瘘管见图6-2。

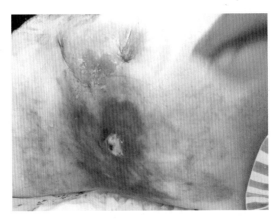

图6-2 复杂瘘管

二、肠瘘的病理改变分期

典型的肠瘘病理改变分期一般经历4个阶段：腹膜炎期、局限性脓肿期、瘘管形成期、瘘管闭合期。

（一）腹膜炎期

肠内容物经缺损的肠壁漏出，漏出液对周围组织产生刺激，引起腹膜炎症反应。腹膜炎的严重程度与瘘口的位置、大小，以及漏出液的性状、流量有关。高位瘘如空肠瘘，由于漏出液中含胆汁、胰液，对组织刺激性大，加上流量大，容易形成急性弥漫性腹膜炎。而瘘口小、流量少的肠瘘则可形成局限性腹膜炎。

（二）局限性脓肿期

局限性脓肿期多发于肠瘘发生后的7～10天。由于急性肠瘘引起腹腔炎症反应，腹腔内纤维素渗出、引流作用、大网膜的包裹及肠瘘周围器官的粘连等因素，使渗漏液局限、包裹，形成局限性脓肿。

（三）瘘管形成期

局限性脓肿在没有及时进行人为引流的情况下，可发生破溃，使脓腔通向体表或周围器官，从肠壁瘘口至腹壁或其他器官瘘口处，形成固定的异常通路，脓液与肠液经此通道流出。

（四）瘘管闭合期

随着全身情况的改善和有效治疗，瘘管内容物引流通畅，周围组织炎症反应消退，纤维组织增生，瘘管最后将被肉芽组织充填，并形成纤维瘢痕组织而愈合。

三、肠瘘临床表现

（一）瘘口及漏出液

腹壁有一个或多个瘘口，有食物、胆汁、肠液及气体排出，排出后的气味难闻，是肠外瘘的主要临床表现。

瘘口感染经久不愈，瘘口流出液对皮肤组织的消化和腐蚀，引起瘘口局部皮肤糜烂或出血。较小的肠外瘘仅表现为感染性窦道，经窦道口排出肠内容物和气体。唇状瘘可在创面观察到外翻的肠黏膜，甚至破裂的肠管。

不同瘘管流出液的量与性质不一样，见表6-2和表6-3。

表6-2 不同瘘管流出液的特点

瘘管名称	流出液特点
肠-膀胱内瘘	排尿时排出气体或者肠内容物，常合并尿路感染
肠-阴道内瘘	若瘘口较小，阴道常有气体排出，成形大便不正常，从阴道排出，当患者腹泻时阴道内可发生排便及排气；若瘘口较大，则常经阴道排便及排气。由于会阴部长期受粪便和阴道分泌物的刺激，外阴、会阴及大腿内侧可出现皮肤溃疡灶及湿疹
十二指肠瘘-上段空肠瘘	开始时一般流出量较大，含大量胆汁和胰液，有很强的刺激性和腐蚀性，导致周围皮肤糜烂

（续表）

瘘管名称	流出液特点
十二指肠瘘-下段空肠瘘	流出量稍少于上段空肠瘘，为浅黄色稀蛋花样液体，对周围皮肤腐蚀性较强
回肠瘘	流液量因瘘内口的口径而异，流出液为肠液且较黏稠，相对空肠刺激性稍轻，经口服的食物不呈原形
结直肠瘘	流出量一般较少，呈半成形或成形粪便，对周围组织刺激性相对较小

表6-3　不同流出液的特点

流出液	外观及理化性质
胃液	清亮、淡黄绿色的水溶性液体，pH值＜4.0
胆汁	深绿色到金色的黏性液体，pH值约为7.5
胰液	清澈的水样液体，pH值为7.8～8.4
小肠液	高位小肠瘘引流量多而质稀薄，内含胆汁及胰液，而低位小肠瘘的引流物较少且质稠，pH值约为7.6
结肠液	不成形或者半成形的食物残渣，气味难闻，pH值约为7.0

（二）瘘口周围皮肤受累

瘘口周围皮肤受流出物的侵袭可出现潮红、糜烂和轻度肿胀，患者自觉瘙痒、烧灼痛、刺痛，部分患者可有感染、糜烂、溃疡或出血表现。

（三）腹腔感染

肠瘘发生早期，肠液漏出可引起不同程度的腹腔感染、腹腔脓肿。肠瘘发展期，可出现弥漫性腹膜炎、脓毒血症等临床表现。

（四）营养不良

肠瘘发生后，肠内容物尤其是消化液的丢失，导致患者消化吸收障碍，加上感染、食物摄入量减少及原发疾病的影响，患者可出现明显的水、电解质紊乱及酸碱代谢失衡，常见的水、电解质紊乱表现为低血钾、低血钠、代谢性酸中毒。肠瘘患者常伴有不同程度的营养不良，可有低蛋白血症、水肿、消瘦等临床表现。

四、肠瘘辅助检查

（一）经瘘管造影

经瘘管造影是诊断克罗恩病合并肠外瘘的最常用的方法，可以明确是否存在肠瘘，以及肠瘘的部位和数量、瘘口的大小、瘘口与皮肤的距离、瘘口是否伴有脓腔、瘘口的引流情况，同时还可明确瘘口远端与近端肠管是否通畅。

对肠瘘患者进行消化道造影检查，应注意造影剂的选择。泛影葡胺是一种水溶性的造影剂，进入腹腔和间质组织后，在较短时间内即可被吸收，不会引起腹膜炎，也不会影响肠瘘愈合，因此，肠瘘患者造影时常常使用60%泛影葡胺，使用时不需要稀释，否则会影响显影效果。由于钡剂不能吸收且难以溶解，残留在瘘管内会影响肠瘘的愈合，如果钡剂漏入腹腔或胸腔，会引起较强烈的炎性反应，因此，钡剂不适宜用于肠瘘造影。

（二）亚甲蓝试验

亚甲蓝曾称美蓝，又称次甲基蓝，是一种用于治疗氰化物中毒的解毒药，临床常被用来评估瘘管情况。亚甲蓝试验是用稀释的亚甲蓝溶液经口服或造瘘口注入，观察肠瘘液有无染色。结果呈阳性可诊断为肠瘘，根据瘘液的排出时间、排出量来推断肠瘘的位置高低及瘘口大小；结果呈阴性也不能排除肠瘘的存在。

（三）B超检查

B超可以检查腹腔内有无瘘管、脓肿和炎性包块及炎性包块的分布情况。B超可以在床旁进行检查，而且可以在B超引导下进行脓肿穿刺引流，比较简便可行。但B超在检查腹腔内感染时常会受到腹腔内肠袢积气的影响，导致其诊断准确率不高，因此可以进一步通过超声造影和彩色多普勒来提高准确性。

（四）CT/MR肠道显像检查

CT或MR肠道显像（CT/MR enterography, CTE/MRE）可以反映肠壁的炎性改变病变分布的部位和范围、肠道狭窄的存在及其可能的性质（如炎性活动性或纤维性狭窄）、肠腔外并发症（如瘘管形成、腹腔脓肿或蜂窝织炎）等，因此，CTE与MRE已经成为评估肠道炎性病变的标准影像学检查方法。CTE与MRE优势与局限性比较见表6-4。

表6-4　CTE与MRE优势与局限性比较

检查项目	优点	缺点
CTE	①花费少 ②设备较易获取 ③受肠道蠕动影响小 ④检查花费时间少	①存在辐射，不适合频繁重复监测使用 ②检查中静脉注射造影剂会影响肾功能
MRE	①可从多个序列的角度对小肠进行观察 ②软组织分辨率高 ③无辐射，适用于连续性多次检查	①价格昂贵 ②每次检查耗费时间较长 ③容易受肠道蠕动影响

为弥补CTE检查不足，推荐使用改良后的CTE检查方法：口服3%泛影葡胺液体500～750 mL，2 h后行CT平扫检查。该方法可减少辐射、降低检查费用；同时因口服量较少，可降低肠梗阻的发生率。

目前CTE/MRE最常用的对比剂是聚乙二醇和甘露醇。

五、肠瘘治疗原则

肠瘘是CD最严重的外科并发症之一，其病死率高，达6%～33%。该类患者的死因通常是脓毒血症、营养不良和脱水，需引起高度重视。不同肠瘘患者的病情存在较大差异，需根据患者的具体情况，制定个体化的治疗方案。

（一）控制感染

合并腹腔脓肿的CD肠外瘘患者首选经皮脓肿穿刺引流法控制感染。

（二）纠正内稳态紊乱

及时纠正高流量瘘患者的内稳态紊乱。

（三）促进肠外瘘自行愈合的措施

应用生物制剂、引流控制感染、联合生长抑素以及营养支持等措施促进肠外瘘自行愈合。

（四）治疗方式的选择

❶ 保守治疗

无临床症状的肠-肠内瘘可暂不处理或保守处理，但对于合并有临床症状的患者，需要手术治疗。

❷ 外科治疗

无症状的低位肛门-阴道瘘不需要外科治疗，但对于有症状的直肠-阴道瘘，建议手术治疗。

手术是肠-膀胱内瘘的首选治疗方式，内科治疗只适用于行多次手术或具有发生短肠综合征危险的患者。

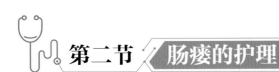

第二节 肠瘘的护理

CD合并肠瘘情况下，瘘口流液刺激周围组织，导致皮肤出现潮红、糜烂、溃疡、出血及合并感染等，如不能管理好漏出物，将给患者造成极大痛苦，严重影响其生活质量。

肠瘘是CD的常见并发症，护理难度较大，对护理专业技术质量提出了很高的要求。瘘管周围皮肤护理是护理人员面对这些患者的主要问题。保持皮肤完整性可降低由肠液侵蚀造成的疼痛，减少感染的发生。通过一系列的瘘口皮肤护理、瘘管护理、营养支持及心理护理，能促进瘘口愈合，提高患者生活质量。

一、瘘口周围皮肤的护理

（一）瘘口周围皮肤潮红、糜烂及皮损、渗液量少时的护理

❶ 护理方法

联合应用造口护肤粉和皮肤保护膜，保持皮肤干爽，形成保护屏障，使皮肤免受大便及漏出液的污染，减少局部炎症，促使创面愈合。

造口护肤粉的主要成分为羧甲基纤维素钠，具有亲水作用，可吸收创面渗液形成凝胶，牢固地粘贴于皮肤创面，使周围皮肤保持干爽，从而有效地减轻排泄物对皮肤的刺激，减少溃疡的发生；也可消除分泌物、肠液、粪水污染导致的皮肤发红、瘙痒等症状；促进皮炎恢复、浅表皮损愈合和溃疡修复。

皮肤保护膜分为含酒精和不含酒精两类，主要成分为异丙醇。完整的屏膜可起到很好的隔离效果，还有透气、防水、防摩擦的特点。保护膜在创面

处形成闭合湿性环境，维持创面适宜的湿度，促进创面愈合，从而达到减少创面感染及治疗皮炎的目的，且利于护理人员随时观察创面，不影响粘贴。建议选用不含酒精和喷洒式包装的皮肤保护膜，其优点是对薄弱的皮肤及创面无刺激，使患者无痛感，利于造口护肤粉更好地黏附在创面上，促进创面修复。

❷ 注意事项

（1）清洗皮肤时切忌用力擦拭，避免机械摩擦对皮肤造成二次损伤。

（2）清洁皮肤宜选用弱酸性清洗液，避免使用肥皂水等碱性液体进行清洗。

（3）做好保护性隔离是护理的关键步骤，造口护肤粉联合皮肤保护膜起到保湿和隔离作用，对于局部有皱褶的皮肤，先撑开皱褶的皮肤，将皮肤皱褶清洗干净后再使用造口护肤粉和皮肤保护膜，待皮肤保护膜完全干燥后再放开皱褶。以下以肛周皮肤受粪水刺激导致的皮炎护理为示例，见图6-3。

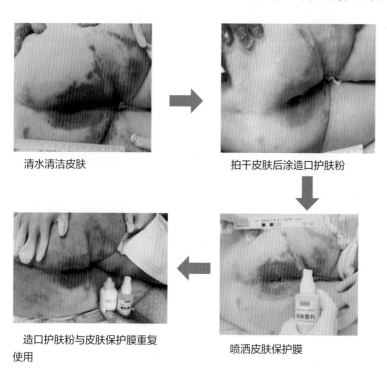

清水清洁皮肤　　　　　　　　　　拍干皮肤后涂造口护肤粉

造口护肤粉与皮肤保护膜重复使用　　　　喷洒皮肤保护膜

图6-3　肛周皮肤受粪水刺激导致的皮炎护理

（二）瘘管周围皮肤损伤创面大、渗液多的护理

首先评估创面情况，然后按需选择标准水胶体敷料、藻酸盐敷料、泡沫敷料，合并感染时选用含银敷料，如藻酸盐银、亲水性纤维含银敷料等，敷料根据吸收渗液情况每1~3天更换1次。操作步骤见图6-4。

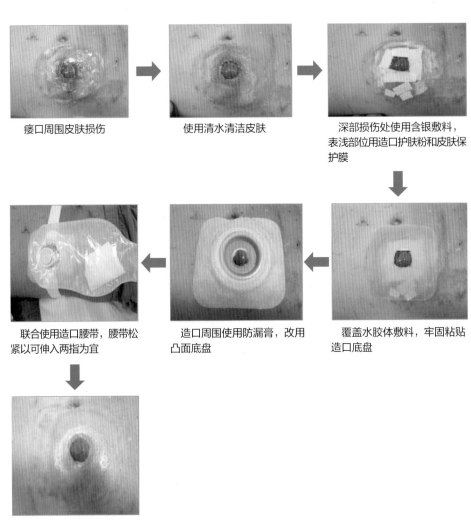

瘘口周围皮肤损伤　→　使用清水清洁皮肤　→　深部损伤处使用含银敷料，表浅部位用造口护肤粉和皮肤保护膜

联合使用造口腰带，腰带松紧以可伸入两指为宜　←　造口周围使用防漏膏，改用凸面底盘　←　覆盖水胶体敷料，牢固粘贴造口底盘

瘘口皮肤愈合

图6-4　创面较大瘘口皮肤护理步骤

二、直肠-阴道瘘的护理

直肠-阴道瘘是指直肠前壁与阴道后壁之间的病理性通道，表现为粪便从阴道排出，合并肠道炎症或瘘口较大时症状更明显，大量的粪水从阴道漏出，不受控制。由于漏出的粪水具有很强的腐蚀性，粪便中的多种水解酶对阴道组织、肛周、会阴部、大腿根部皮肤造成了强烈的刺激，且皮肤常处于潮湿状态，会降低患者皮肤角质层的屏障功能，造成皮肤损伤；粪便的化学刺激及反复清洗擦拭的刺激，会增加局部皮肤的通透性，破坏皮肤酸碱平衡，导致皮肤角质层的防护作用减少，为微生物滋生提供条件，且随着时间推移，造成阴道、会阴部皮肤黏膜组织及肛周、大腿根部皮肤出现潮红、糜烂、溃疡出血、尿路感染等多种并发症。上述并发症会给患者带来巨大的痛苦，因此，会阴部皮肤的护理尤为重要。

（一）会阴部皮肤护理的具体方法

（1）用生理盐水棉球清洗受流出液污染的皮肤，清洗干净后用干纱抹干皮肤。

（2）抹匀造口护肤粉，待皮肤吸收后，将多余的造口护肤粉抹去。

（3）撑开皱褶的皮肤，在距离患部10 cm左右的部位，将不含酒精的皮肤保护膜喷洒在皮肤表面，形成保护屏障。

（4）皮肤不良情况严重者重复使用3次，共三粉三膜，每次喷膜后等待20 s自然干燥后再进行下一次操作，最后一次待皮肤保护膜完全干燥再放开皱褶。

（5）每次清洁皮肤时都要动作轻柔，不可用力擦拭，以免破坏保护膜，若保护膜有破损，则按上述方法再次操作，每日1～2次。

在应用时连续3次抹造口护肤粉和喷皮肤保护膜，形成了"粉-膜-粉-膜-粉-膜"的多层结构，达到了严密隔离的效果。而且皮肤保护膜不易被擦除，皮肤被流出物污染后只需用清水清洗，因此24 h内一般只需使用2次。这样可大大减轻护理人员的工作量，节省护理时间。

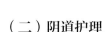

（二）阴道护理

患者阴道有粪水排出时，应及时用生理盐水冲洗干净，冬天则用温生理盐水进行冲洗，并注意保暖。先用50 mL注射器连接10～14号导尿管，用石蜡油充分润滑后，轻轻插入阴道内，沿着阴道壁缓缓注入生理盐水，边冲洗边轻轻转动导尿管，直至冲出的液体呈无色透明状为止。

（三）肛门、会阴部、大腿根部的皮肤护理

与上述的瘘管周围皮肤护理相同，在做好局部皮肤护理的同时，选择吸水性能和通透性好的吸收垫巾，及时更换垫巾并清洁皮肤，保持局部皮肤干爽，衣服宜宽松、柔软。

三、瘘管的护理

瘘管包括小肠皮肤瘘、结肠皮肤瘘等。瘘管刚出现时漏出液量大，液体刺激性强，容易对邻近组织造成损伤、感染。护理要点是保护瘘口周围皮肤，有效引流收集漏出液，减轻组织水肿、炎症，促进瘘口愈合。

（一）引流管负压吸引与冲洗

❶ 负压治疗技术原理

负压治疗技术的主要原理是用负压技术有效管理流出物，减少伤口细菌的数量及降低伤口感染风险，促进血管新生、肉芽组织生长及瘘管闭合。利用双套管一边行持续低负压吸引，一边主动吸出瘘管的粪渣、粪液、脓液、细菌等有害物质，同时冲洗稀释粪渣、黏稠的脓液、坏死组织和细菌，减轻瘘管周围组织炎症和水肿。

❷ 安放引流管行负压吸引和冲洗方法

评估患者全身情况，了解瘘管的情况，选择口径、软硬度合适的双套管行负压吸引和冲洗治疗。具体操作方法如下：

（1）采用75%酒精给瘘口周围皮肤消毒，如瘘口周围皮肤潮红或有创面，则用0.9%生理盐水清洗皮肤及瘘口，尽可能使创面保持干净。

（2）选择并裁剪合适的双套管，用棉纱布或脂质水胶体敷料包裹双套管并置于合适的位置。

（3）评估瘘管外口的周围皮肤状况，按需使用造口防漏膏（或防漏环、防漏条）填平凹凸不平或有深皱褶的皮肤，确保周围皮肤干洁，双套管出口皮肤处外贴小片超薄多爱肤敷料，避免管道压迫皮肤，便于更好粘贴医用贴膜和加强管的塑形，形成密闭环境。

（4）双套管连接负压仪的连接管，负压值设为60～80 mmHg，连接负压见渗液吸出后即妥善固定管道，保持其通畅，避免管道折叠受压。

（5）冲洗管连接0.9%生理盐水，按照20～40滴/min的速度，1500～3000 mL/d的量进行持续冲洗。

（6）负压吸引采用持续引流模式，每3～7天更换负压引流装置1次。负压治疗技术操作示例如图6-5所示。

（7）定期评估瘘窦的深度，随时调整双套管的置入深度，置入深度为评估长度减去（退出）2～3 cm。

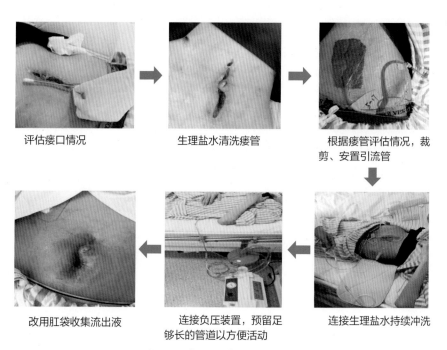

评估瘘口情况　　　　　生理盐水清洗瘘管　　　　根据瘘管评估情况，裁剪、安置引流管

改用肛袋收集流出液　　连接负压装置，预留足　　连接生理盐水持续冲洗
　　　　　　　　　　　　够长的管道以方便活动

图6-5　负压治疗技术操作案例

如果厂商提供的双套管型号难以符合临床需求，可根据瘘管的尺寸自制双套管（图6-6）。

自制双套管的方法：首先，选择10～16号胃管，在胃管前段每间隔0.5 cm均匀裁剪小孔；其次，将输液延长管前端接口剪除并套入胃管中（从胃管侧孔进入），直至与胃管管头平齐。

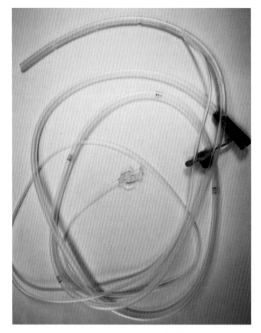

图6-6　自制双套管

❸　负压治疗技术护理注意事项

（1）治疗前，与医生沟通护理方法，评估患者身体状态及明确瘘管情况。清洗伤口床，使伤口床尽量干净。

（2）根据瘘管的位置、形状、大小等选择合适的引流管并修剪。

（3）引流管不可以直接和伤口床接触。

（4）保护伤口周围组织及周边皮肤。

（5）保持恒定的负压，推荐使用智能型负压仪（图6-7）。与中心负压吸引相比较，智能型负压仪更方便患者离床活动。

（6）保证引流管等密封环境。

（7）密切观察腹部情况、引流液的性状和量，准确记录冲洗液量和引流液量，注意出入量是否平衡，如引流液量小于冲洗液量，应停止冲洗并查找原因，警惕是否存在腹腔内漏液情况。

（8）感染被控制后可停止冲洗。

（9）负压压力设定应根据患者接受程度调节。

（10）患者外出检查或活动时，暂停冲洗并负压吸引15 min后再外出，应避免暂停时长超过2 h。

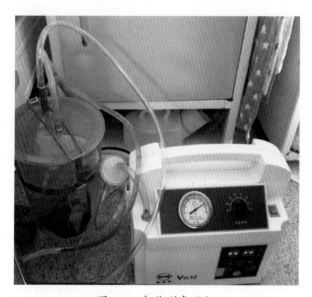

图6-7　智能型负压仪

❹ 动态评估瘘管情况

经1～4周冲洗负压引流治疗后，肠液不再溢出至瘘管以外的腹腔内，局部软组织感染得到控制，并形成完整的瘘管。动态评估瘘管情况包括患者的主诉、腹部体查，以及引流液的性质、量等。按治疗需要可选择继续予负压治疗或改用造口袋收集漏出物。

（二）使用造口袋收集漏出物

使用造口袋可以收集漏出液和气体并进行伤口护理。应用造口袋之前要

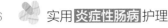

观察取仰卧位、坐位、站立位时患者的腹部形态，并注意观察其皮肤皱褶、皱纹和瘢痕，这些因素会影响造口袋的有效粘贴，容易造成造口底盘渗漏。

❶　造口袋的选择

粘贴造口袋能收集瘘口的漏出物，避免漏出物刺激瘘口周围皮肤，还能准确计算排出物的量，给医生提供治疗的依据，提高患者的生活质量。根据漏出物的性状、瘘口部位及周围皮肤情况选择平面或凸面的造口底盘；造口袋分为一件式和两件式。

（1）如膀胱瘘、小肠瘘的瘘口漏出物多呈水样，应选择耐用、加强型的造口底盘和泌尿造口袋，夜晚睡眠时连接床边尿袋。

（2）如漏出物有粪渣或呈糊状，改为一件式或两件式开口造口袋，定时排放。

（3）结肠瘘患者，可选用带碳片的一件式或两件式造口袋，便于气体排出，减少异味。

（4）瘘口周围皮肤不平坦者，按需选择凸面造口底盘和防漏附件。

❷　造口附件产品的使用

（1）使用造口护肤粉和皮肤保护膜保护瘘口周围皮肤。

（2）瘘口周围皮肤不平整时，使用防漏膏（或防漏环、防漏条）填平凹凸或深皱褶的皮肤，减少造口底盘渗漏。

（3）使用去除剂降低粘胶黏性，避免对薄弱皮肤造成损伤。

（4）应用凸面造口底盘时结合佩戴造口腰带，腰带松紧度以可伸入两指为宜。

❸　更换造口袋的方法

（1）用物准备：换药盘、生理盐水棉球或湿纸巾、纱布或干纸巾、造口袋及造口附件（去除剂、护肤粉、保护膜、防漏膏或防漏环、造口腰带等）、测量尺、剪刀、垃圾袋。

（2）向患者及其家属讲解护理瘘口（造口）和更换造口袋的目的及过程，指导患者做好配合，鼓励患者及其家属积极参与。

（3）揭除造口袋：按压粘贴造口袋底盘的皮肤，分离造口底盘少许，在分离开口处喷少量去除剂，等待片刻，此时造口底盘的黏性明显减弱，一手按压皮肤，一手自上而下慢慢揭除造口底盘。

（4）检查取下的造口底盘粘胶及粘胶覆盖下的皮肤，评估后把底盘弃置于垃圾袋中。

（5）使用生理盐水棉球或湿纸巾由外向内清洁瘘口（造口）及其周围皮肤，再用干纸巾拍干皮肤。

（6）评估瘘口（造口）及其周围皮肤情况，并测量瘘口（造口）开口的大小，以瘘口（造口）的形状或大小为标准再加大0.1～0.2 cm裁剪好造口底盘。

（7）保护瘘口（造口）周围的皮肤，方法与瘘管周围皮肤的局部护理方法相同。

（8）按需用防漏膏、防漏环、垫片，将凹陷、皱褶处垫平，粘贴造口底盘，如为两件式造口产品，应将开口端闭合后再与底盘扣合，并仔细检查扣合是否紧密，系好造口腰带并调整松紧度。

（9）粘贴好造口底盘后用手掌心轻轻按压造口底盘5 min左右，加强底盘粘胶的黏性。

（10）收拾用物，准确记录漏出物性状，为治疗方案提供可靠的依据。

❹ 更换造口袋的注意事项

（1）更换下来的造口产品应放在垃圾袋内，不能直接扔在马桶内。

（2）如果排出物是液体，应选择尿液引流袋，睡觉时在床边接引流袋。

（3）膀胱瘘、小肠瘘的患者更换造口袋最好选择在清晨进食之前，避免更换过程中大量液体流出，导致操作难度增加。

（4）造口袋中的排出物超过1/3～1/2时就要排放或更换（闭口袋）。

（5）排出物较稀时，可在袋子里放纸巾或钻石凝胶除味剂，防止液体逆流影响造口底盘的粘贴稳固性，加强对皮肤的刺激。

（6）选择型号合适的造口袋，造口袋一般每3～5天更换1次，如有渗漏应随时更换。

（7）患者出院后要定时去造口门诊复诊。

使用造口袋收集漏出物的案例见图6-8、图6-9和图6-10。

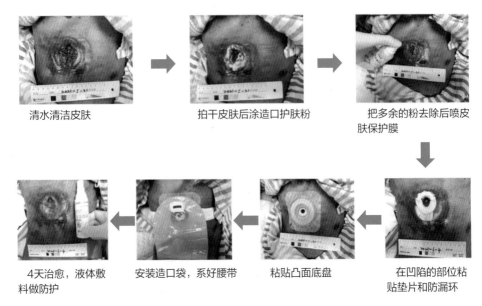

清水清洁皮肤　　　　　　拍干皮肤后涂造口护肤粉　　　　　把多余的粉去除后喷皮肤保护膜

4天治愈，液体敷料做防护　　　安装造口袋，系好腰带　　　粘贴凸面底盘　　　在凹陷的部位粘贴垫片和防漏环

图6-8　回肠皮肤瘘瘘口周围皮肤溃烂使用造口袋收集漏出物案例

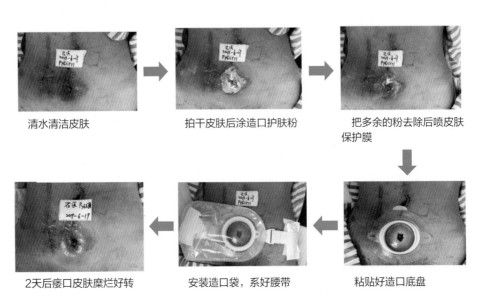

清水清洁皮肤　　　　　　拍干皮肤后涂造口护肤粉　　　　　把多余的粉去除后喷皮肤保护膜

2天后瘘口皮肤糜烂好转　　　安装造口袋，系好腰带　　　粘贴好造口底盘

图6-9　肠-膀胱皮肤瘘瘘口周围皮肤糜烂使用造口袋收集漏出物案例

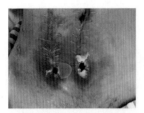 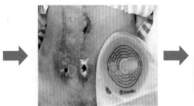 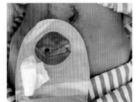

用清水清洁瘘口周围皮肤，蘸干，涂抹造口护肤粉、喷洒皮肤保护膜，给两个瘘口之间的皮肤贴上保护皮，瘘口周围凹凸不平的皮肤填上防漏膏

造口底盘根据瘘口大小、性状裁剪

粘贴造口袋，收集漏出物

图6-10 肠-肠皮肤瘘合并肠-膀胱皮肤瘘使用造口袋收集漏出物案例

使用注意事项：
　a.如果使用两个造口袋，造口底盘裁剪时注意底盘开口靠近两个瘘口裁剪，预留粘贴位置以确保粘贴牢固。
　b.可根据情况选用特大底盘造口袋。
　c.漏出液减少时可以选用两个儿童造口袋。
　d.做好瘘口周围皮肤防护、造口袋收集物的清倒管理。

（三）使用伤口敷料换药

瘘口缩小、漏出液减少时，根据瘘管及创面评估情况选用含银离子敷料、藻酸盐等伤口敷料进行换药，直至瘘管及创面愈合。

四、营养支持护理

营养不良是CD患者常见临床表现，当患者并发肠瘘时，营养不良将影响肠瘘的愈合，而肠瘘丢失大量肠液，将影响患者正常饮食，再加上感染的消耗增加，会进一步加重营养不良。因此，合并肠瘘的CD患者的营养支持护理尤其重要。有关营养管理的详情，可参考本书第五章内容，本章节主要简述肠瘘早期营养管理的注意事项及消化液回输护理。

（一）肠瘘早期营养管理

❶ 维持水、电解质及酸碱平衡

肠瘘初期常出现水、电解质及酸碱平衡失调，容易发生低血容量性或中毒性休克。护士应加强对患者的病情观察，严密监测患者意识、生命体征、24 h出入量，精确记录肠液流出量，监测水电解质、肾功能和血气变化。及时纠正水、电解质及酸碱平衡失调，及时发现休克早期征兆，及时抗休克。

② 营养支持的方式

肠瘘早期营养支持采用全肠外营养（TPN），持续约1周，随病情控制，逐步过渡到部分肠外营养（PPN）与部分肠内营养（PEN）相结合，再到肠内营养（EN）。高位肠瘘患者应尽早置入鼻空肠管，越过瘘口位置，将空肠管放置到空肠远端行肠内营养治疗。

（二）消化液回输护理

高位肠瘘患者每日丢失大量的胃液、胆汁、十二指肠液，这将导致严重感染、水电解质酸碱失调、营养不良。消化液回输符合生理代谢规律，能维持酸碱度与水电解质平衡，有利于肠内营养液的消化吸收，最大限度维护肠道功能，避免肠功能进一步恶化。

① 实施前评估

实施消化液回输前需评估患者是否符合以下条件：

（1）行消化道造影，确认远端肠管无梗阻及穿孔的情况。

（2）肠道功能基本恢复。

（3）消化液丢失＞500 mL/d。

（4）患者全身及局部炎症得到控制，引流的消化液无脓性分泌物。

② 消化液收集

采用密闭式方法收集消化液，使用无菌收集容器，避免消化液污染。保持消化液新鲜，随时引流，即时回输。

紧密接好造口引流袋，无菌吸痰管头端裁剪出4~6个侧孔，吸痰管另一端接负压引流管，行持续低压负压引流。

由于胃肠液为黏性液体，需将引流液用无菌纱块过滤后再从导管输入，防止导管堵塞。使用有容量刻度的收集容器，估算回收消化液量，方便计算输注消化液和营养液的比例。

③ 消化液输注

（1）越过瘘口置入鼻空肠管，自空肠管联合输入回收的消化液和营养液，通过Y型管连接管道实现消化液与营养液同时输注。

（2）自制输注管道（图6-11），将输血管与灌肠袋裁剪后连接起来，用剪刀在灌肠袋下端3～4 cm处将管道剪断，然后将输血器插头接入断口内紧密固定，输注管即制作完毕。

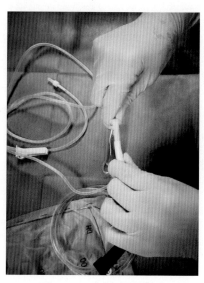

图6-11 自制输注管道

（3）在输注管道与空肠管连接处夹加温器，使消化液温度达37 ℃左右。

（4）输注速度一般调至40～60 mL/h，根据患者反应可适当增减速度。

（5）当回输的消化液过于黏稠，无法直接回输时，可加入适当的生理盐水加以稀释。当回输的消化液突然变色时，应停止继续输注。

（6）消化液收集与输注的容器或管道每24h更换1次。

五、心理护理

IBD患者较普通人群有更多的心理障碍，如焦虑、抑郁等。当这些患者合并肠瘘时，心理问题将更加严重，须引起护士的高度重视。患者瘘口愈合缓慢、长期忍受疾病疼痛、住院时间长、住院花费大、瘘口影响日常活动等问题对患者的心理造成一定程度影响。与心理相关的主要护理问题有焦虑恐惧、复杂性悲伤、自我形象紊乱。针对合并肠瘘患者的心理护理干预要点如下。

❶ 建立良好护患关系

耐心倾听患者诉说，鼓励患者表达其感受，讨论和应用正确的应对方式，不限制患者合理发泄焦虑的行为，如哭泣、唠叨、散步等。医护人员应对患者表示理解和同情，交谈时态度和蔼可亲，当患者诉躯体不适时，耐心倾听患者诉说，并及时做出回应。

❷ 详细向患者介绍肠瘘的治疗方法

用图片介绍治疗成功的案例，让患者坚定治疗信心，使其以最佳的心理状态接受治疗和护理。让患者积极参与肠外瘘的护理，培养患者的自理能力。

❸ 提供安静舒适的环境

减少其与焦虑或恐惧患者接触，避免不良情绪传播。

❹ 指导患者学习放松方法

如肌肉放松技巧、深呼吸运动、静坐、听音乐等。

❺ 鼓励家属或亲人陪伴与支持

了解患者家庭支持系统的成员，做好家属的健康教育，让家属共同参与康复计划的实施，发挥家庭支持系统的作用，增强患者战胜疾病的信心。

❻ 关注患者心理特点

患者由于瘘口及瘘口流液的自我形体改变而存在自卑、羞耻、悲观、绝望的心理特点。

（1）护士要以尊重和关心的态度与患者多交谈，鼓励患者表达对自身形体改变的心理感受，了解对其生活带来的影响，并对患者的感受表示理解，使患者获得情感上的支持。

（2）耐心讲解肠瘘的相关知识，教会患者及其家属护理瘘口的知识与技巧，掌握注意事项，提高对形体改变的认知与适应能力。

（3）指导患者掌握改善形体问题的方法，如衣着合体、适当使用装饰物，合理使用造口袋收集瘘口流出液等。

第三节 肛周克罗恩病治疗与护理

肛周病变是克罗恩病（CD）预后不良的危险因素，可以是CD患者的首发症状。40%～60%的CD患者合并有肛周病变，后者严重影响患者的生活质量，而精细化护理对于CD愈后起关键作用。常见肛周CD有肛瘘、肛周脓肿、皮赘、肛裂、痔疮、溃疡、肛管直肠狭窄、直肠阴道瘘等，其中肛瘘最为常见，约30%的患者会出现肛瘘。本节主要讲述肛周脓肿和肛瘘的护理。

肛周脓肿是由于肛管、直肠周围软组织内或周围间隙内发生急性化脓性感染而形成的脓肿。肛周皮下和坐骨直肠窝脓肿较为常见，而括约肌间、肛提肌上及直肠黏膜下的脓肿相对较少。肛瘘是肛门瘘管的简称，是肛管直肠与肛门周围皮肤相通的感染性管道，形成机制是慢性感染和引流管道的上皮化，其内口位于齿线附近，外口位于肛门周围皮肤。

一、肛周克罗恩病的治疗原则

（1）多学科综合治疗。

（2）个体化治疗。

（3）活动期CD需首先或同时控制肠道病变。

（4）肛周病变如未引起临床症状或症状较轻而又不影响肛管直肠功能时则无须处理，随访观察即可。

（5）损伤最小化原则。

二、肛周脓肿护理

浅表肛周脓肿表现为肛周疼痛和肿胀，可触摸到硬块，皮肤可见明显红肿（图6-12）。深部肛周脓肿如坐骨直肠窝或骨盆直肠间隙的脓肿可伴有会阴或腰骶部胀痛，以及不同程度的体温升高。

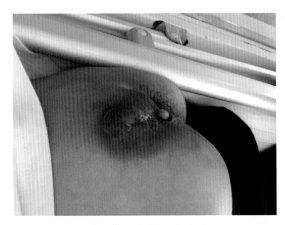

图6-12　浅表肛周脓肿

（一）检查护理

（1）详细询问患者病史并进行体格检查，注意保护患者隐私且检查动作轻柔。

（2）需要进行肛门和会阴检查，若患者不能耐受疼痛，应在局部麻醉后进行检查。

（二）治疗护理

❶　超短波物理治疗

超短波物理治疗属于电疗法，通过输出高频电流作用于深部组织，促进血液循环，加速炎症产物和水肿的吸收，促进组织生长修复，还有止痛、解痉效果。超短波物理治疗前需向患者做好治疗宣教工作，从而提高患者的治疗依从性。

❷　肛周脓肿切开引流术后护理

（1）妥善固定伤口敷料，定期更换，换药时动作轻柔，减轻患者痛苦，如患者诉疼痛难忍，适当使用止痛药物。

（2）术后保持引流通畅，引流物需放置在创口底部，以免创口过早愈合导致组织液无法排出，再次形成脓肿甚至瘘管。

（3）按时按量使用抗生素。

（4）控制腹泻，注意做好便后肛周和会阴部位的皮肤清洁卫生，避免粪便污染伤口。反之如大便不畅，予口服通便药处理。

（5）清淡饮食，避免食用辛辣等刺激性食物。

❸ 高锰酸钾溶液坐浴

高锰酸钾坐浴有保持肛门清洁、促进局部血液循环、缓解括约肌痉挛、促进炎性吸收、减轻疼痛等作用。以下是高锰酸钾溶液坐浴的方法和注意事项。

（1）坐浴水温保持在40～45 ℃，高锰酸钾为强氧化剂，过高的温度会导致分解而降低疗效。

（2）配置浓度：高锰酸钾与水的比例为1∶5000，合适的比例非常重要，浓度过高会灼伤皮肤，浓度过低达不到治疗效果。例如：2000 mL温水，加高锰酸钾片4片，制成高锰酸钾溶液（图6-13）。

（3）先取少量溶液擦洗肛周皮肤，再浸泡臀部，浸泡时间为15～20 min。

（4）坐浴完毕，擦干臀部和会阴后穿好衣裤。不建议坐浴后立刻用清水清洗。

（5）以下几种情况禁止坐浴：月经期间、妊娠后期、产后不足2个月、阴道流血、盆腔急性炎症期。

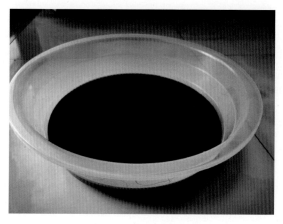

图6-13 高锰酸钾溶液

（三）舒适护理

（1）患者腹泻时注意保持肛周皮肤清洁。

（2）指导患者穿宽松的棉质内裤，勤换洗。

（3）如伤口渗液多，可使用一次性吸水纸尿裤。也可采用人工肛袋收集流出液，减少分泌物对周围皮肤的刺激。

（4）引导疼痛患者通过看电视、听音乐、聊天等方法分散注意力，并通过有节奏的深呼吸放松身体。

（5）评估患者疼痛程度，必要时使用镇痛药物，保证患者睡眠时间。

（6）指导或协助患者翻身、更换体位，肛周脓肿切开引流术后要避免伤口受压，推荐使用U形软枕（图6-14）。

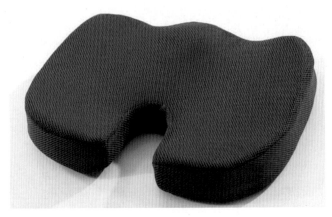

图6-14　U形软枕

三、肛瘘护理

克罗恩病（CD）合并肛周瘘管（perianal fistulizing Crohn's disease, pfCD）（图6-15）的临床表现为肛周疼痛、瘙痒不适、腹泻、里急后重、排便失禁、肛周脓肿，患者常合并焦虑和抑郁状态。

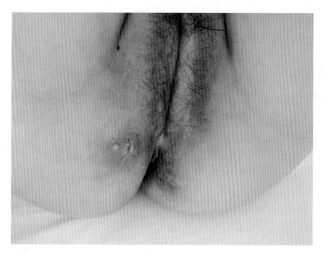

图6-15 肛瘘

（一）药物治疗及护理

CD肛周瘘管的药物治疗包括抗菌药物、免疫抑制剂、抗肿瘤坏死因子（anti-TNF）制剂等。肛瘘术后伤口管理非常重要，目的是保持引流通畅，及时祛除异物和坏死组织，减少局部污染，促进肉芽组织正常生长，保证创面从深部开始愈合不留残腔，避免浅层创面和皮肤组织提前愈合。

肛瘘药物治疗护理详见第二章。

（二）外科手术治疗及术后护理

❶ 外科手术治疗方式

外科手术治疗包括挂线术、瘘管切开术、生物材料填充、直肠内推移瓣、粪便转流、造口等。以下主要介绍肛瘘挂线术及肛瘘切开术两种。

肛瘘挂线术是利用丝线或橡皮筋紧紧束缚，以机械压力或收缩力，钝性缓慢剖开管道从而治疗肛瘘的一种方法。引流挂线术的好处在于使瘘管得到良好引流、减少脓肿形成、使患者无明显不适、更容易护理。肛瘘挂线术分为松线术和紧线术。松线术亦称非切割性挂线法，以引流、异物刺激为主要目的。为防止患者感染，松线术的挂线通常留置一个月左右。松线术为CD肛周瘘管最常见的手术方式，当肠道炎症改善、局部瘘管周围红肿明显消退、瘘管管径明显缩小、无分泌物排出、影像检查提示病灶明显缩小时可考虑拆线。紧线术一般适用于瘘管壁较厚、瘘管腔较大、瘘管壁较长、引流不畅，或已经多次手术，或周围瘢痕组织多、全身情况差者。

肛瘘切开术适用于皮下瘘或低位肛瘘，是将瘘管全部切开、充分切除瘘管、内口及周围瘢痕组织，使创面逐渐愈合以达到肛管治愈的目的。该手术较瘘管切除术有以下优点：开放创面有利于引流，可彻底清除瘘管内肉芽组织及上皮组织，手术切除组织少，不遗留较大的缺损创面，切断的肛门括约肌两断端回缩不多。因此愈合时间较短，排便失禁风险较低。

❷ **外科手术治疗术后护理**

1）术后创面观察。

（1）观察创面有无水肿、出血、渗液。

（2）创面少量渗血属正常现象，可用纱块按压止血。

（3）观察创面分泌物颜色、性状、量及气味，如有异常，需警惕创面感染可能。

（4）观察创面肉芽肿生长情况，判断肉芽肿是否生长良好，如生长过度，需适当剪除，以利于创口愈合。

2）术后护理。

（1）保持创面清洁，及时更换渗血、渗液敷料。

（2）避免过度活动，术后1个月内避免剧烈运动和从事重体力劳动，避免久坐。

（3）保持大便通畅，勿用力过度，必要时使用通便药物，创造条件采用蹲坐位解大便。

（4）控制腹泻，便后及时用温水清洗肛周皮肤，避免污染创面。

3）高锰酸钾溶液坐浴护理。

高锰酸钾溶液坐浴护理方法及注意事项前文已详述，此处不再赘述。

4）并发症观察及护理。

（1）CD肛周瘘管切开挂线术后，由于皮筋穿过肌肉组织及切口较多，且肛周痛觉神经较丰富而敏感，因此术后24 h内患者常诉疼痛。使用脸谱标尺进行疼痛评分，疼痛轻度者采用分散注意力的方法缓解疼痛，疼痛剧烈者使用止痛药物减轻痛苦。

（2）尿潴留护理。术后1~2h用热毛巾热敷膀胱区，如患者自身条件允许，术后协助患者到卫生间排尿，同时打开水龙头让患者听流水声，诱导患者排尿；术后10h取出肛门直肠内填塞的敷料，有利于排尿。如经上述过程处理后仍不能自行排尿，而膀胱区饱满的患者，应行导尿术。

（3）肛门括约肌松弛。指导患者做提肛运动，方法是先有规律地往上提收肛门，然后放松，收缩保持大约5s，放松5~10s，一提一松反复进行。站、坐、行走时均可进行，每次进行30~50个动作，每日训练2~3次。告知患者提肛运动可以促进手术后肛门伤口和肛门功能恢复，以提高其训练的积极性和依从性。

5）心理护理。

CD患者的普遍性心理问题已经得到广泛关注，当并发肛周瘘管且反复发作、久治难愈时，将增加患者痛苦、使其生活质量下降，导致焦虑和抑郁情绪加重，此时更应重视心理护理。护士应与患者建立良好的护患关系，保持沟通顺畅，随时为患者解决问题，并适当鼓励患者增强治病信心。

6）饮食护理。

指导患者选择清淡、易消化、高蛋白、高热量、富含维生素的食物，避免饮用牛奶和豆浆等易产气食物，避免辛辣刺激、生冷、油腻、粗纤维饮食。指导患者遵照营养师意见服用肠内营养素。

四、随访管理

术后出院每2~3周随访1次，直至患者完全治愈或急性病程缓解，之后每3~6个月随访1次。随访主要评估伤口引流、创面愈合情况，了解是否存在直肠肛管功能失调，是否出现大便失禁，如有异常及时对症处理。同时加强肛周皮肤清洁宣教，跟进每日坐浴落实情况。

（洪涛　张华娟）

参考文献：

［1］孙静，朱维铭. 克罗恩病肠瘘与腹腔脓肿的处理与预防［J］. 医学新知，2013，23（4）：229-231.

［2］王革非. 中国克罗恩病并发肠瘘诊治的专家共识意见［J］. 中华胃肠外科杂志，2018，21（12）：1337-1346.

［3］任建安，黎介寿. 克罗恩病合并肠瘘的诊治与预防［J］. 中国实用外科杂志，2007，27（3）：201-202.

［4］阎海萍，吴文明. 胃结肠瘘诊断及治疗的研究进展［J］. 中华胃肠内镜电子杂志，2019，6（1）：22-26.

［5］许俊能. 创伤性右半结肠瘘Ⅱ期手术临床分析［J］. 基层医学论坛，2019，23（25）：3587-3588.

［6］万里云，余发珍，刘海佳. 造口护理技术联合负压吸引在小肠瘘患者中的应用［J］. 护理实践与研究，2018，15（13）：68-69.

［7］洪涛，梁月梅，王华军，等. 10例肠造口周围脓肿患者应用封闭式负压引流术联合湿性敷料的效果观察［J］. 护理学报，2020，27（21）：70-72.

［8］胡爱玲，郑美春，李伟娟. 现代伤口与肠造口临床护理实践［M］.北京：中国协和医科大学出版社，2010.

［9］丁炎明. 造口护理学［M］. 北京：人民卫生出版社，2017.

［10］洪涛，李华，彭静君. 10例回肠造口患者造口周围凹陷伴造口回缩及皮炎的护理［J］. 护理学报，2014，21（18）：39-40.

［11］孙晗. 皮肤保护膜联合造口粉治疗重症患者失禁性皮炎的疗效观察［J］. 当代护士（上旬刊），2018，25（11）：136-137.

［12］周文星，日传新，宋超，等. 消化液收集回输对肠内营养支持治疗患者的影响［J］. 广东医学，2014，35（21）：3359-3361.

［13］克罗恩病肛瘘共识专家组. 克罗恩病肛瘘诊断与治疗的专家共识意见［J］.

中华炎性肠病杂志，2019，3（2）：105-110.

［14］谷云飞，杨柏霖，李悠然. 肛周克罗恩病的诊断与治疗［J］. 中华炎性肠病杂志，2017，1（2）：126-128.

［15］胡健聪，何晓生，曾杨，等. 克罗恩病合并肛瘘的综合治疗［J］. 中华消化外科杂志，2013，12（7）：516-519.

［16］INGLE S B, LOFTUS E V. The natural history of perianal Crohn's disease ［J］. Digestive and Liver Disease. 2007，39（10）：963-969.

［17］MACONI G, GRIDAVILLA D, VIGANÒ C，et al. Perianal disease is associated with psychiatric co-morbidity in Crohn's disease in remission ［J］. International Journal of Colorectal Disease. 2014，29（10）：1285-1290.

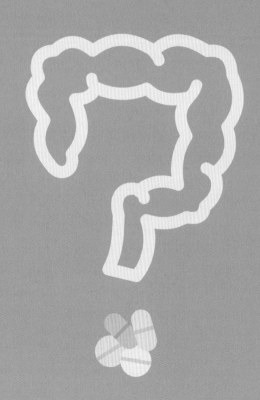

·第七章·
儿童炎症性肠病
诊疗与护理

实 / 用 / 炎 / 症 / 性 / 肠 / 病 / 护 / 理

　　近年来的研究数据表明有25%的炎症性肠病（IBD）患者在儿童期或青春期发病，且发病率在全球呈逐年增高趋势。对于儿童IBD患者，由于其处于生长发育时期，疾病特征不同于成人，疾病本身及相关的治疗均会影响患儿的生长发育和心理健康，并且儿童处于心智不成熟阶段，对疾病的认知和自我管理存在一定的局限性，治疗依从性较成人差。因此，儿童IBD患者病情观察的内容和护理重点有别于成人患者。

第一节　儿童炎症性肠病的临床表现

　　相比成人IBD，儿童IBD除腹泻、便血、腹痛等消化道症状外，肠道外的症状更为明显，如关节痛、反复口腔溃疡、肛周脓肿等。此外还表现出全身症状，包括生长迟缓、身体质量指数不增、营养不良、贫血等。儿童处在快速生长发育阶段，需要的营养物质较多，且其消化系统发育尚未完成，功能还未完善。因此，相较于成人IBD患者，儿童IBD患者的临床表现存在差异性。

一、消化道症状表现

　　与成人或年长儿IBD不同，幼儿IBD累及结肠的范围较大。在蒙特利尔分类系统中根据年龄对IBD患者进行分类，将发病年龄早于16岁的患者定义为早发型IBD（early onset IBD, EO-IBD），其中6岁以下发病被定义为极早发型或极早罹患型IBD（very early onset IBD, VEO-IBD）。VEO-IBD患儿更常出现直肠出血和黏液便，而EO-IBD患儿更常出现体重减轻和腹痛。当儿童患者出现腹泻、便血和体重减轻等症状持续4周以上或6个月内类似症状反复发作2次以上者，临床上应高度怀疑IBD。

二、生长发育迟缓

生长发育迟缓是儿童IBD最重要和最独特的问题之一，尤其在CD患儿中更常见。营养不良和生长停滞会导致青春期延迟。相关研究表明，骨骺闭合前生长停滞和营养不良的状态尚可逆转，故在常规骨骺闭合即15岁左右前，加强相关检测与治疗将会逆转疾病的进展。

三、营养不良

营养问题在儿童IBD中更为突出，常表现为BMI下降和生长发育迟缓，青春期延迟亦多见。青春期前即发病的IBD患儿往往存在BMI不达标，身高与预期值相比偏矮等现象，并且该现象在CD患儿中更加明显。其他表现还包括青春期和月经初潮延迟，以及青春期持续时间延长及继发性闭经等。与女童相比，男童青春期持续时间较长，且生长增速更快，同年龄阶段IBD患儿中男童更容易发生生长发育迟缓。

四、其他肠外表现

儿童IBD肠外表现在女童中发病率较高，主要表现为关节病变、口腔病变、皮肤病变等。

（一）关节病变

关节病变是儿童IBD中发病率最高的肠外表现，有16%～33%的儿童IBD患者在诊断和随访过程中出现关节病变，包括外周关节炎和中轴关节炎，主要表现为一个或多个关节红、肿、热、痛，常于胃肠道症状之前出现。

（二）口腔病变

口腔病变的发病率仅次于关节病变，其中以口腔溃疡最为常见。口腔溃疡表现为圆形的浅表溃疡，中央有纤维薄膜，周围有红晕。除口腔溃疡外，还可出现增殖型化脓性口炎、口角炎及口腔黏膜结节等少见表现。

（三）皮肤病变

皮肤病变也是常见的肠外症状，临床表现多种多样，最常见的为结节性红斑和坏疽性脓皮病。

结节性红斑可发生于身体的任何部位，以下肢伸侧最为常见，为紫红色的小结节，直径为1～5 cm，有触痛，伴皮温升高。这些皮损是非化脓性溃疡的，随着时间的推移可变成暗黄色，新旧皮损可共存，可同时伴随发热、乏力、滑膜炎和关节炎等症状，6周内可以自行好转，不留瘢痕，但是容易复发。

坏疽性脓皮病主要表现为皮肤组织的溃疡和坏死，也常发生在下肢伸侧，可单发或多发，可单侧或双侧受累，皮损大小不定，可以为直径几厘米，也可以累及整个肢体，可同时伴随发热、关节痛等症状。

第二节　儿童炎症性肠病的治疗

儿童IBD的治疗目标是诱导并维持临床缓解及黏膜愈合、促进生长发育、改善患儿生存质量、将药物毒性维持在最低水平等。随着免疫学和生物学的发展，越来越多的生物制剂用于IBD治疗，尤其是英夫利西单抗（IFX）。治疗方法主要为营养治疗、药物治疗和手术治疗。

一、营养治疗

（一）炎症性肠病患儿营养治疗的适应证

（1）轻中度CD（不含合并肛瘘、肠外表现或单纯口腔累及的患儿）的诱导缓解，特指全肠内营养（TEN）治疗，而非部分肠内营养（EN）治疗。

（2）营养不良或存在营养风险者。

（3）围手术期患儿。在围手术期，患儿需经历禁食及逐渐恢复饮食的过程。这个时期的营养监测对于IBD患儿非常重要，尤其是对于营养不良或有营养风险的患儿，需根据患儿的具体情况及时进行营养干预。

（二）肠内营养

肠内营养是IBD患儿首选的营养治疗方法，包括全肠内营养（TEN）及部分肠内营养（PEN）治疗。

❶ 全肠内营养

全肠内营养是指不进行常规饮食，将肠内营养制剂作为唯一的饮食来源的一种营养支持方法。首选整蛋白配方，对于存在牛奶蛋白过敏的患儿可选择要素膳或半要素膳。治疗时间6~12周，随后在2~4周逐渐引入低脂少渣饮食，待患儿耐受后，每3~4天逐步引入一种易消化食物，直至患儿恢复普通饮食。

❷ 部分肠内营养

对于有营养治疗适应证的IBD患儿，PEN可以作为辅助治疗。PEN制剂以整蛋白配方为首选，其他配方根据患儿自身情况来更换。如牛奶蛋白过敏患儿可考虑要素配方，乳糖不耐受者考虑无乳糖配方。

（三）肠外营养

肠外营养（PN）不是儿童IBD营养治疗的首选方案，只有在患儿存在肠内营养禁忌或肠内营养不耐受情况下暂时使用或补充使用。具体适应证有：

（1）CD继发短肠综合征早期或伴有严重腹泻。

（2）高流量小肠瘘。

（3）肠梗阻。不能越过梗阻部位利用远端肠管进行肠内营养治疗时或营养管放置失败者。

（4）严重腹腔感染未得到控制时。

（5）重症UC出现肠衰竭时。

（6）肠内营养不能给予充足能量时（少于正常生理需要量的60%）。

（7）消化道大出血。

（四）维生素及微量元素的补充

定期监测与营养相关的实验室指标，尤其是维生素D、锌、钙、叶酸等营养元素，根据检测结果给予针对性补充治疗。

二、药物治疗

儿童IBD药物治疗主要包括5-氨基水杨酸制剂（5-aminosalicylic acid，5-ASA）、糖皮质激素、免疫抑制剂及生物制剂等。对难治性CD可选用沙利度胺，但需注意其毒副作用。

三、手术治疗

CD患儿在药物治疗无效时将采取手术干预的方式治疗，尽管手术仅能缓解症状，并且手术吻合口或周围很可能会复发，但只要具有明确指征，把握好手术时机对于CD患儿治疗效果的提升是至关重要的。具体手术指征为：

（1）出现肠梗阻、腹腔脓肿、形成瘘管、急性穿孔、大出血等并发症时。

（2）产生癌变。

（3）内科治疗无效、疗效不佳和/或药物不良反应已严重影响生存质量者。

UC的手术治疗大多作为"拯救"治疗，但对中毒性巨结肠患儿一般宜早期实施手术。全结肠切除、回肠/储袋肛管吻合术是UC患儿首选的手术方式。

第三节 儿童炎症性肠病患者的护理

一、营养干预护理

（一）炎症性肠病患儿的营养风险筛查及营养评估

目前国内对IBD患儿常用的营养不良筛查工具以儿科营养不良评估筛查工具（STAMP）及改良版营养风险及发育不良筛查工具（STRONG kids）为主。

营养评估包括病史、查体和实验室检查。采集患儿体重、身高及BMI数值，如患儿小于3岁则需进行头围、三头肌皮褶厚度、中上臂围的测量，并将这些数据描绘在生长曲线上以便于随访跟踪。实验室检查包括白蛋白、前白蛋白、尿素氮、血常规、微量元素、维生素D及骨代谢水平等指标。指导患儿及其家属填写膳食日记被证实是一个简单易行且行之有效的方法。

（二）肠内营养治疗实施与护理

全肠内营养（TEN）给予途径首选口服，若口服热量不能满足推荐需要量的70%，则应考虑鼻胃管喂养。但实行鼻饲喂养，需要置入鼻胃/肠管和留置管道，且患儿依从性是最大障碍，因此，护士应积极与家长沟通，联合家长根据患儿的具体情况采取护理策略，消除或减轻患儿的恐惧感，争取最大限度配合。同时，护士应主动与患儿交流，增加患儿的信任，利用图文宣传册或视频向患儿介绍置管的过程，创造机会让未置管患儿与已置管患儿玩耍，以提高待置管患儿的接受度。置管前，对于不能控制哭闹的患儿，可适当使用镇静药物。应安排操作熟练的护士置管，以减轻患儿的痛苦。

（三）儿童炎症性肠病膳食指导

❶ 饮食建议

提倡平衡饮食，多食用煮烂、煮透的食物，并且少食多餐。不同疾病时期的饮食建议不尽相同。在IBD活动期或肠腔狭窄患者要限制摄入膳食纤维，即低渣饮食；IBD缓解期，可适当放开饮食限制，进食不可溶性膳食纤维如坚果、面包、谷物、葡萄干、卷心菜等补充营养。

❷ 饮食禁忌

（1）避免高脂肪、高蛋白、高糖、低蔬果的西式饮食。

（2）避免含有大量乳化剂的食物和饮料（如调料、人造黄油、冰激凌等）。

（3）避免食用腌制食品、生冷食物、油炸食物、辛辣食物。

❸ 腹泻患者的饮食注意事项

对于出现腹泻情况的患者要注意补充充足的水分和能量；对于奶制品不耐受的患者尤其需要注意避免食用奶制品，可用豆类制品代替。

二、用药护理

（一）药物宣教

由于IBD药物使用的长期性及不良反应的多样性，应向患儿及其家属做好药物宣教工作，以提高用药依从性和减少药物不良事件发生。

强调坚持正确用药的重要性，不能擅自停药、改药、减量或不规则服药，同时观察是否存在药物的不良反应。

（二）防范措施

输注生物制剂或服用免疫抑制剂的患儿容易发生感染。儿童游乐场、幼儿园、学校是传染源的集散场所，传染病容易在孩子之间相互传播，需做好防范措施。应鼓励孩子多饮水，养成勤洗手的习惯，多锻炼以增强身体抵抗力。

（三）预防接种

对于接受免疫抑制和生物制剂治疗的IBD患儿，需注意预防接种的时机、效果及安全性。一般情况下禁止接种活疫苗，可以正常接种灭活疫苗。接受免疫抑制治疗的患儿接种减毒活疫苗的时机为：

（1）免疫抑制治疗前至少4～6周（水痘至少4周，麻疹至少6周）。

（2）免疫抑制治疗停药3个月以上（糖皮质激素单药治疗停药1个月以上）。

（3）对正在接受免疫抑制治疗而未行水痘疫苗接种的IBD患儿，若与其亲密接触的家庭成员中接种水痘疫苗后出现皮疹，应将其与IBD患儿隔离。

（4）接受英夫利西单抗治疗患儿减毒活疫苗接种时机为开始治疗前的4周，或在英夫利西单抗最后1次输注的6个月后。

三、个性化肠道准备

对于需要行肠镜检查的患儿，需根据患儿的年龄、一般情况、检查的意愿和依从性制定个性化的肠道准备方案。国外指南推荐，对于2岁以下的幼童，内镜检查前24 h口服清流质食物并进行生理盐水灌肠（5 mL/kg）可获得满意的肠道准备效果；对于2岁以上的儿童，可以通过饮食限制、使用聚乙二醇、服用刺激性泻药（例如番泻叶、大黄、芒硝等）和/或灌肠进行肠道准备。不推荐12岁以下或用药后可能存在不良反应风险的儿童口服磷酸盐类制剂。

四、指导自我管理

（一）适当了解疾病相关知识

让患儿适当了解疾病相关知识，并认知到疾病治疗后会产生更好的效果。

（二）应对腹泻如厕问题

频繁腹泻和腹痛患儿会害怕在公共场所活动，因此可告知患儿预先做一些准备工作就不必害怕频繁如厕而导致一些日常的公共活动受限。

（1）预先找好商场、广场、剧院、公共交通工具等场所的卫生间。

（2）随身携带内裤和厕纸，准备塑料袋子并装入换洗的内裤。

（3）在学校寻找离自己最近的卫生间，在有需要的时候去学校的医务室。

（三）上学问题

鼓励家长联系学校老师和校医，告知患儿的病情，如患儿需要频繁上厕所、不适宜在体育课上剧烈运动等，让老师给予关照和理解。当患儿需要到医院治疗时，需要向老师请假，并得到学校的帮助：安排家庭作业、补课、补考等。

（四）体育锻炼

除患儿有不能站立行走或有关节炎症状，或存在肠瘘、造口等情况，否则都应鼓励患儿参加体育锻炼，进行适当运动。适当锻炼可以增强健康获得感，对疾病预后和患儿生活质量产生积极影响，建议患儿每周进行150 min的有氧运动。

（杨云英　林燕凤）

参考文献：

［1］中华医学会消化病学分会炎症性肠病学组. 炎症性肠病诊断与治疗的共识意见（2012年，广州）［J］. 中华消化杂志，2012，32（12）：796-813.

［2］罗优优，陈洁. 儿童炎症性肠病的营养治疗［J］. 中华实用儿科临床杂志，2019，34（7）：485-487.

［3］中华医学会儿科学分会消化学组，中华医学会儿科学分会临床营养学组. 儿童炎症性肠病诊断和治疗专家共识（2019年）［J］. 中华儿科杂志，2019，57（7）：501-507.

［4］游洁玉，张文婷. 儿童炎症性肠病的临床特点与营养治疗［J］. 中华

实用儿科临床杂志，2015，30（19）：1453-1456.

［5］丁妮，陈惠萍，马利莹，等. 克罗恩病患儿的护理［J］. 中国实用护理杂志，2015，31（29）：2216-2218.

［6］中国医师协会内镜医师分会消化内镜专业委员会，中国抗癌协会肿瘤内镜学专业委员会. 中国消化内镜诊疗相关肠道准备指南（2019，上海）［J］. 中华消化内镜杂志，2019，36（7）：457-469.

［7］ESZTER MÜLLER K, LASZLO LAKATOS P, PAPP M,et al. Incidence and paris classification of pediatric inflammatory bowel disease［J］. Gastroenterology Research and Practice, 2014: 904307.

［8］VASSEUR F, GOWER-ROUSSEAU C, VERNIER-MASSOUILLE G,et al. Nutritional status and growth in pediatric Crohn's disease: a population-based study［J］. American Journal of Gastroenterology, 2010,105（8）:1893-1900.

［9］ALHAGAMHMAD M H, DAY A S, LEMBERG D A, et al. An update of the role of nutritional therapy in the management of Crohn's disease.［J］. Journal of Gastroenterology, 2012, 47（8）:872-882.

［10］NEWBY E A, CROFT N M, GREEN M, et al. Natural history of paediatric inflammatory bowel diseases over a 5-year follow-up: a retrospective review of data from the register of paediatric inflammatory bowel diseases［J］. Journal of Pediatric Gastroenterology and Nutrition，2008，46（5）：539-545.

［11］CARDILE S, ROMANO C. Current issues in pediatric inflammatory bowel disease-associated arthropathies［J］. World Journal of Gastroenterology, 2014, 20（1）: 45-52.

［12］MARZANO A V, BORGHI A, STADNICKI A, et al. Cutaneous manifestations in patients with inflammatory bowel diseases : pathophysiology, clinical features, and therapy［J］. Inflammatory Bowel Diseases, 2014, 20（1）: 213-227.

［13］MIELE E, SHAMIR R, ALOI M, et al. Nutrition in Pediatric Inflammatory Bowel Disease: A Position Paper on Behalf of the Porto Inflammatory Bowel Disease Group of the European Society of Pediatric Gastroenterology, Hepatology and Nutrition ［J］. Journal of Pediatric Gastroenterology Nutrition, 2018, 66（4）: 687-708.

［14］FORBES A, ESCHER J, HÉBUTERNE X, et al. ESPEN guideline: Clinical nutrition in inflammatory bowel disease ［J］. Clinical Nutrition, 2017, 36（2）: 321-347.

［15］TURNER D, RUEMMELE F M, ORLANSKI-MEYER E, et al. Management of Paediatric Ulcerative Colitis, Part 1: Ambulatory Care-An Evidence-based Guideline From European Crohn's and Colitis Organization and European Society of Paediatric Gastroenterology, Hepatology and Nutrition ［J］. Journal of Pediatric Gastroenterology and Nutrition, 2018, 67（2）: 257-291.

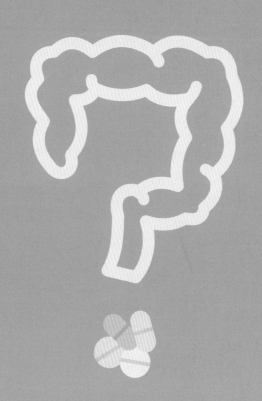

· 第八章 ·

女性炎症性肠病
患者孕产期管理

实 / 用 / 炎 / 症 / 性 / 肠 / 病 / 护 / 理

炎症性肠病（IBD）的发病高峰年龄多集中于中青年时期，正值生育年龄段。相关研究表明处于IBD缓解期且未接受过手术的女性的生育率与普通人群相同，患有活动性IBD的女性可能会降低生育率，但没有证据显示IBD的常规治疗会影响生育率。由于缺乏对妊娠的正确认识和指导，以及IBD的知识贫乏或信息传达不正确，部分IBD女性患者自愿不生育。因此，妊娠前咨询和教育指导、妊娠期管理及产后IBD护理对保障患者和胎儿安全具有重要意义。IBD患者妊娠需要消化科、妇产科、营养科共同进行管理，才能保证患者顺利度过妊娠期、分娩期及产褥期。

第一节　女性炎症性肠病患者孕前健康咨询和教育

女性IBD患者孕前健康咨询和教育一直被证明可以促进更健康的妊娠和改善妊娠结果，并减少生育和妊娠相关问题带来的负面影响。对于IBD患者妊娠而言，孕前咨询和教育显得尤为重要。孕前患者教育主要内容包括IBD患者的生育能力、IBD疾病的遗传性、疾病活动程度和治疗药物对妊娠的影响、妊娠时机的选择、妊娠前药物的调整等内容。妊娠前咨询可减少患者对生育的顾虑、提高患者的服药依从性、减少妊娠期疾病复发次数。

一、妊娠时机的选择

与年龄相当的人群相比，缓解期IBD女性患者的生育力并未下降，IBD活动期生育力下降可能与发热、腹痛、腹泻和营养不良有关。影响IBD女性生育能力的主要因素是盆腔手术史，尤其是在接受回肠储袋肛管吻合术后，其主要原因是手术所致的盆腔瘢痕和粘连会导致不孕。建议育龄期的IBD患者在疾病缓解期可考虑妊娠。

在疾病缓解期妊娠的女性IBD患者近80%在妊娠期维持缓解状态，疾病复发风险与非妊娠患者相似；在疾病活动期妊娠的女性IBD患者1/3维持原来的疾病活动状态，1/3病情加重，1/3疾病活动有所改善。

疾病缓解期是女性IBD患者妊娠的恰当时机，对计划妊娠的患者应进行全面、客观地评估，在妊娠前达到疾病缓解对改善妊娠结局有重要意义。

二、妊娠前药物调整

在孕前、孕期和哺乳期，用药咨询对于IBD患者尤为重要。如果没有适当的用药指导，患者可能改变或停止用药，从而导致疾病复发，对产妇和胎儿产生不利的影响。

（1）调整有致畸风险的药物：甲氨蝶呤、沙利度胺。

使用甲氨蝶呤维持治疗并有妊娠计划的IBD患者，建议妊娠前至少停用3～6个月，以将致畸风险降至最低。

使用沙利度胺维持治疗并有妊娠计划的IBD患者，建议妊娠前停用6个月以上，以将致畸风险降至最低。

（2）计划妊娠的IBD患者如服用的是含有邻苯二甲酸二丁酯的5-氨基水杨酸（5-ASA），建议更换为不含邻苯二甲酸二丁酯的5-ASA药物。

三、妊娠前准备

❶ 评估营养状况

评估营养状况，调整最佳营养状态。

❷ 补充钙和维生素D

注意补充钙和维生素D，尤其是应用类固醇药物患者。

❸ 补充叶酸

由于柳氮磺吡啶（SASP）或5-ASA这类药物干扰叶酸吸收，推荐备孕和妊娠期女性患者补充叶酸（2 mg/d）。

❹ 戒烟

吸烟不仅会增加IBD疾病活性的风险，而且会增加育有低体重儿和早产儿的风险，因此强烈建议IBD患者戒烟。

⑤ 评估疾病状态

疾病状态的评估可以优化疾病管理，从而增加患者的药物依从性，加强戒烟力度，减少疾病复发次数和降低孕育低体重儿的风险。

第二节　女性炎症性肠病患者妊娠期疾病管理

妊娠IBD患者常高估药物的不良影响，并低估妊娠期IBD炎症活跃的不良影响。因此，妊娠IBD患者需要清楚认识到在妊娠期间的最大影响不是药物治疗，而是疾病活动。因此需强调整个孕期坚持药物治疗的必要性，以保证维持疾病缓解。

《炎症性肠病妊娠期管理的专家共识意见》（2019）列举了炎症性肠病患者在妊娠期常用药物的用药风险（表8-1）。

表8-1　炎症性肠病患者在妊娠期常用药物的用药风险

药物	妊娠期用药风险
美沙拉嗪	低风险
柳氮磺吡啶	低风险
糖皮质激素	低风险
硫唑嘌呤	低风险
抗肿瘤坏死因子 α 单克隆抗体	低风险
维得利珠单抗	低风险
甲氨蝶呤	禁用
沙利度胺	禁用
环孢素	慎用

一、妊娠期检查护理

IBD患者在妊娠期间，应避免放射线检查，尽量减少电离辐射的暴露。妊娠期IBD患者除进行正常妊娠需要接受的检查以外，还可能需要接受结肠镜、肠道超声或MRI检查。

（一）MRI检查

研究表明，使用钆作为造影剂可能对妊娠产生不良预后，处于妊娠期，尤其是妊娠早期的IBD患者，应尽量避免使用钆造影剂。目前认为无钆造影剂的MRI检查在女性妊娠IBD患者中具有较可靠的诊断准确性和安全性。

❶ 检查前的注意事项

检查前，护士告知IBD患者MRI检查具有时间长、噪音大的特点，使其做好心理准备，并建议准备耳塞等防噪设备，同时指导患者在检查前排空膀胱。

❷ 检查前训练屏气

深吸气后呼气与屏气，记录包括吸气量、幅度及屏气的时间等。

❸ 检查时事项

检查时选择舒适位置平躺，戴好耳塞，减少噪音的干扰。

（二）结肠镜检查

妊娠28～30周后，由于胎儿影响肠道观察，不宜行肠道超声检查。如病情评估确实需要，可在妊娠期行结肠镜检查，首选乙状结肠镜检查，必要时可考虑全结肠镜检查。如临床情况允许，建议尽可能在妊娠中期（妊娠17～28周）进行。

（1）选用聚乙二醇作为肠道清洁剂，按说明书配制服用。

（2）检查时尽量避免仰卧，宜采取左侧卧位，以尽量缩短检查时间。

（3）检查结束后严密观察患者腹部体征和有无异常阴道流血，加强胎心监护。

二、妊娠期住院患者血栓预防与护理

IBD、住院和妊娠均是静脉血栓栓塞（venous thrombo embolism, VTE）的危险因素，妊娠期IBD患者合并VTE的风险较普通人群高，需重视IBD合并静脉血栓栓塞症的防治。

（一）妊娠期IBD住院患者静脉血栓风险筛查

对妊娠期IBD住院患者开展VTE风险评估，并采取VTE预防措施。推荐使用内科患者VTE风险评估表（Padua评分表）评估VTE发生风险，见表8-2。根据Padua评分，若VTE风险为高危，则建议在医患充分沟通和患者知情同意的前提下采取VTE预防措施。

表8-2 Padua评分表

危险因素	分值
活动性恶性肿瘤，且有局部或远端转移和/或6个月内接受过化疗和放疗	3
既往有静脉血栓栓塞病史（不包含浅表性静脉血栓）	3
制动，患者身体原因或遵医嘱需卧床休息至少3天	3
已有血栓形成倾向，抗凝血酶缺陷症，蛋白C或蛋白S缺乏，V Leiden因子或凝血酶原G20210A基因突变，抗磷脂抗体综合征	3
近期（≤1个月）创伤或外科手术	2
年龄≥70岁	1
心脏衰竭和/或呼吸衰竭	1
急性心肌梗死和/或缺血性脑卒中	1
急性感染和/或风湿性疾病	1
肥胖（体质指数≥30 kg/m^2）	1
正在进行激素治疗	1

注：0~3分为低危，≥4分为高危。

（二）妊娠期IBD患者血栓性疾病的预防性护理

❶ 普及健康教育

普及健康教育，通过各种形式的宣传，如制作预防VTE的健康教育宣传册、制作宣教视频（内容包括VTE危险因素、预防的有效性、出院后预防措施的使用、不依从的后果等），以提高患者对疾病的认知，使妊娠期IBD患者主动采取相关措施预防VTE，增强自我管理的能力。

❷ 饮食指导

鼓励妊娠期IBD患者多饮水，养成低盐、低脂、清淡的饮食习惯。低脂可以避免血液黏稠度增高造成血液淤滞而加重血栓的形成；低盐可以改善血管壁的通透性，减轻组织水肿；清淡饮食可防止刺激性食物对血管的刺激。

❸ 下肢活动指导结合机械预防

（1）鼓励患者多下床活动，卧床时做踝泵运动，按照每次练习5 min，每日2~4次，每次20~50下进行，以自己能耐受、无痛苦为宜。

（2）使用渐进式压力长袜。指导患者正确选择合适的弹力袜，告知患者使用弹力袜的注意事项，教会患者如何正确穿脱和保养弹力袜。

（3）使用间歇充气加压装置、动静脉足泵。操作前做好评估和物品准备，操作过程中注意下肢的血运（皮肤的温度、颜色，足背动脉搏动频率），操作后做好仪器与其他物品的清洁和消毒处理。

❹ 药物性预防护理

（1）使用药物前评估患者的出血风险，掌握用药禁忌证。

（2）掌握如低分子肝素、低剂量普通肝素或磺达肝癸钠等常用药物的具体使用方法。

（3）对剖宫产的妊娠IBD患者抗凝治疗延长至产后6周，由于用药时间长，需加强宣教，以提高患者的治疗依从性和自我管理能力。

（4）严密观察用药后患者反应，包括有无皮肤、牙龈出血的外在表现，有无内脏出血的征兆，如有异常应及时报告医生处理。

第三节　女性炎症性肠病患者产后护理

基于IBD疾病特点和妊娠IBD患者妊娠期药物治疗的特殊性，产后会阴/肛门护理、母乳喂养、婴儿疫苗接种等方面均是护理的重点。

一、产后会阴/肛门护理

由于CD患者容易合并肛周疾病，而肛周会阴皮肤薄，产褥期恶露持续时间长，容易导致会阴及肛周皮肤红肿、溃烂，从而引起局部感染，增加患者的痛苦。因此，应加强IBD患者产后的会阴和肛门护理。

❶　会阴冲洗方法

每日用1∶5000高锰酸钾溶液或1∶2000的新洁尔灭清洗剂冲洗会阴，也可每日用温开水冲洗外阴部，要注意自前向后冲洗，让水流向肛门处，每次大便后最好加洗1次，清洗范围包括肛周皮肤。尽量保持会阴、肛周皮肤清洁及干燥。

❷　勤换会阴垫

会阴垫应当用消毒的纸或卫生巾，要勤更换。

❸　消肿

若会阴有明显水肿，可用33％的硫酸镁溶液湿敷，也可配合使用周林频谱仪照射会阴，每日1～2次，每次20～30 min，可加快水肿的消除。

❹　卧位

会阴有侧切者应尽量向对侧卧位，避免恶露流入伤口。伤口愈合前每日用0.5％碘伏擦洗。

❺　及时处理并发症

当会阴和肛周皮肤出现红肿、破溃时，及早请肛肠科医师会诊协助处理。

二、母乳喂养

母乳喂养既经济、卫生又健康，但由于大部分治疗IBD的药物在母乳中可被少量检出，妊娠IBD患者担心影响婴儿，而面临困难的选择。在妊娠期和哺乳期使用的治疗药物决定了患者是否能够进行母乳喂养及母乳喂养的时间。

❶ 氨基水杨酸类药物

氨基水杨酸类药物能进入母乳，但是并不会引起严重的不良反应，这类药物在哺乳期使用是安全的，推荐哺乳期IBD患者继续使用常规剂量5-ASA，慎用SASP。有报道显示哺乳期IBD患者喂养后出现暂时性腹泻，因此服药期间需监测婴儿腹泻情况。注意早产儿、高胆红素血症、葡萄糖-6-磷酸脱氢酶缺乏症等，应避免在用药期间采取母乳喂养。

❷ 糖皮质激素

糖皮质激素在母乳中可被检出，但对婴儿影响小，故哺乳期妇女应用糖皮质激素较为安全。推荐选择较为安全的泼尼松。对于摄入泼尼松剂量＞40 mg/d者，推荐服药4 h后哺乳，避开药物在乳汁中的浓度高峰。

❸ 硫嘌呤类药物

对于哺乳期服用硫嘌呤类药物患者是否可以母乳喂养，尚存在较多争议，故建议为"谨慎选择母乳喂养，倾向人工喂养"。如患者坚持母乳喂养，建议开始母乳喂养后10~15天监测婴儿血细胞计数。

❹ 甲氨蝶呤和环孢素

甲氨蝶呤和环孢素对婴儿免疫系统有抑制作用，并有致肿瘤发生风险，哺乳期禁用。

❺ 抗生素

甲硝唑和环丙沙星可进入母乳，缺乏安全用药证据，应避免使用，如病情需要，推荐使用甲硝唑12~24 h后再进行母乳喂养，建议在单次剂量环丙沙星使用48 h后再恢复母乳喂养。

❻ 英夫利西单抗

英夫利西单抗可进入母乳，但浓度很低，虽未发现母乳喂养期间继续使

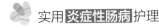

用英夫利西单抗治疗造成婴儿发生不良事件的报道，但远期影响仍未明确。

三、婴儿疫苗接种

❶ 婴儿接种灭活疫苗时间

婴儿接种灭活疫苗的时间不受限制，与其他婴儿的接种程序一致。

❷ 妊娠期用药患者其婴儿接种活疫苗情况

接受抗TNF-α治疗的IBD患者，建议其婴儿接种活疫苗应至少推迟至出生后6个月。如果妊娠中晚期已停用抗TNF-α的IBD患者，建议其婴儿接种活疫苗应至少推迟至出生后6个月。对于妊娠晚期持续用药的IBD患者，建议其婴儿接种活疫苗可酌情延长至出生后12个月。

❸ 婴儿活疫苗或减毒活疫苗种类

婴儿活疫苗或减毒活疫苗包括卡介苗、麻疹-腮腺炎-风疹疫苗、口服脊髓灰质炎疫苗、轮状病毒疫苗，接种注意事项见表8-3。

表8-3　婴儿接种疫苗注意事项

疫苗种类	接种注意事项
卡介苗	建议由出生时推迟至出生后6~12个月后接种，或检测婴儿体内的药物清除之后 延迟接种卡介苗的婴儿接种前需行结核菌素试验，结果阴性者予接种卡介苗
麻疹-腮腺炎-风疹疫苗	首次计划免疫时间是18个月
口服脊髓灰质炎疫苗	建议改为注射灭活脊髓灰质炎疫苗或灭活五联（百白破-灭活脊髓灰质炎-b型流感嗜血杆菌）疫苗
轮状病毒疫苗	目前为非计划内免疫，面向6个月至3岁以内儿童，需避免出生后6个月内接种

（师瑞月　王华军）

参考文献：

［1］何瑶，李玥，谭蓓，等. 炎症性肠病妊娠期管理的专家共识意见［J］. 协和医学杂志，2019，10（5）：465-475.

［2］陈超越，邹开芳，付好. 妊娠与炎症性肠病［J］. 临床内科杂志，2019，36（2）：81-83.

［3］张修礼，令狐恩强，刘庆森，等. 妊娠期炎症性肠病的处理-多伦多共识意见（2015）解读［J］. 中华胃肠内镜电子杂志，2016，3（2）：49-53.

［4］尤丽丽，关玉霞，李思嘉，等. 炎症性肠病患者围产期护理管理的研究现状［J］. 上海护理，2018，18（6）：57-63.

［5］中华医学会消化病学分会炎症性肠病学组. 中国住院炎症性肠病患静脉血栓栓塞症防治的专家共识意见［J］. 中华炎性肠病杂志，2018，2（2）：75-82.

［6］中国健康促进基金会血栓与血管专项基金专家委员会，中华医学会呼吸病学分会肺栓塞与肺血管病学组，中国医师协会呼吸医师分会肺栓塞与肺血管病工作委员会. 医院内静脉血栓栓塞症防治与管理建议［J］. 中华医学杂志，2018，98（18）：1383-1388.

［7］VAN D, ARDIZZONE S, BENGTSON M B, et al. The Second European Evidenced-Based Consensus on Reproduction and Pregnancy in Inflammatory Bowel Disease［J］. Journal of Crohns and Colitis, 2015, 9（2）：107-124.

［8］COMMITTEE A, SHERGILL A K, BEN-MENACHEM T, et al. Guidelines for endoscopy in pregnant and lactating women［J］. Gastrointestinal Endoscopy, 2012, 76（1）：18-24.

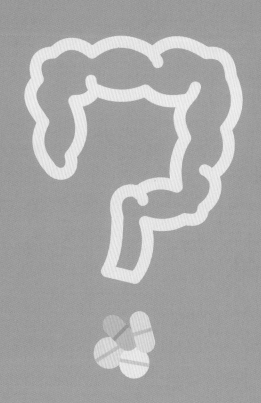

·第九章·

炎症性肠病患者心理护理

实 / 用 / 炎 / 症 / 性 / 肠 / 病 / 护 / 理

炎症性肠病（IBD）患者因疾病反复发作、迁延不愈而饱受身心困扰，容易产生焦虑、抑郁等负性情绪，继而演进为负性心理状态。而这些负性心理状态可能进一步加重肠道炎症反应，促使疾病复发。护理人员需要意识到IBD患者的精神心理异常，并在必要时提供适当的专业支持服务。

第一节　炎症性肠病患者常见心理健康状况

心理因素参与构成IBD病理生理基础，可能与肠-脑轴有关。肠-脑轴可调节胃肠道免疫系统、黏膜炎性反应和肠道菌群对应激情绪、环境的反应，从而调节胃肠道功能。胃肠道不适常伴有情绪反应，而情绪反应反过来亦可激活相关部位的神经活动，同时将调控信息通过脑-肠轴下传至胃肠道，改变其动力和分泌功能，激活肠黏膜免疫系统，影响肠道黏膜屏障功能。

一、常见心理健康状况影响因素

（一）疾病活动因素

IBD患者较健康人群有高水平的心理障碍，如焦虑、抑郁，这种心理障碍可能与IBD疾病活动程度及生活质量等因素相关。在疾病活动期，IBD患者消化道症状和全身症状均加重，表现为腹痛、腹泻、营养不良、消瘦和贫血等症状反复发作，且病情变化不可预测，这不仅给患者带来身体上的折磨，也给患者的心理造成很大困扰。IBD疾病控制情况与心理状况成正相关关系，即疾病活动度越高则心理负担越重，而疾病的有效控制能改善患者的心理状态。

（二）治疗相关因素

对于IBD，目前尚无治愈的方法，主要依靠药物治疗和手术方法控制病情，其中常用的糖皮质激素，因其不良反应多，容易引发患者焦虑、抑郁情绪，继而演进为焦虑、抑郁状态，甚至恶化为焦虑、抑郁障碍。

经历过肛周脓肿切开引流、肠道部分切除、造口等手术的患者更容易合并焦虑和抑郁状态。尤其是造口患者，往往有社交自卑感，此类患者是需进行心理干预的重点群体。

（三）人口学相关因素

IBD发病年龄段主要集中在青壮年时期，患者发病年龄偏小，多处于学习、工作、组建家庭的重要阶段，对疾病缺乏系统认识，并且可能需要多次住院及手术治疗，经济压力大，心理负担重，容易引发焦虑和抑郁。尤其以年轻女性患者为主，这可能与女性心理活动更为细腻、更加关注自身症状、存在生育要求等因素有关。因此，年轻、单身、女性、低社会经济水平的IBD患者出现焦虑和抑郁状态的风险更高。

二、炎症性肠病患者常见心理问题

（一）焦虑和抑郁

焦虑和抑郁是IBD患者最常见的心理问题，IBD患者中焦虑和抑郁的发生率是普通人群的2倍，且活动期患者的发生率高于缓解期患者，CD患者高于UC患者。

（二）慢性腹痛

疼痛被定义为"不愉快的感觉和情绪体验"。无论在活动期还是非活动期，IBD患者腹痛的症状比较常见。IBD非活动期（C-反应蛋白正常、无内镜下炎症表现）出现的慢性腹痛，被称为肠易激综合征（irritable bowel syndrome, IBS），即IBS样腹痛。IBD患者在IBD非活动期出现IBS样腹痛的概率约比普通人群高3倍。

（三）疲乏

疲乏被定义为"低体力及低精力水平而严重影响认知及日常活动功能"。有41%~48%处于疾病稳定期的IBD患者有疲乏的症状，有高达86%的中度至重度IBD患者有疲乏症状，患者对疲乏症状的关注程度有时会高于肠道症状。

（四）睡眠障碍

睡眠障碍普遍存在于IBD患者中，表现为睡眠潜伏期明显延长，睡眠中断频繁，服用助眠药物更多，白天疲劳，整体睡眠质量差等情况。睡眠障碍可引发焦虑、抑郁情绪，增加疲乏感，从而降低患者的生活质量。

第二节　炎症性肠病患者心理健康状况评估及干预

一、炎症性肠病患者心理问题评估

对有心理障碍症状的IBD患者进行常规筛查，并对存在较严重心理问题的患者进行正式的心理咨询和治疗。

常规筛查可通过患者自评量表、他评量表及临床访谈等形式来完成。例如评估IBD患者的焦虑和抑郁、疼痛、睡眠状况可分别使用医院焦虑抑郁量表（Hospital Anxiety and Depression Scale, HADS）、视觉模拟评分法（visual analogue scale, VAS）、匹兹堡睡眠质量指数（Pittsburgh sleep quality index, PSQI）等自评量表。与其他形式的评估比较，自评量表具有节省时间、无须专业人员培训等优点。但IBD患者通过自我报告方式发现的情绪异常（如焦虑或抑郁）不应与正式诊断的"广泛性焦虑障碍"和"抑郁症"混淆。

由美国国立卫生研究院开发的基于患者报告结局（patient report outcome, PRO）的信息评估系统，是一种能有效、方便评估患者情绪及异常行为（包括抑郁、焦虑、疼痛、残疾、疲劳及睡眠状况等）严重程度的工具。

二、炎症性肠病患者心理干预

IBD患者患有心理疾病是较为普遍的现象，医护人员应重视患者的精神健康服务。多学科诊疗团队（multidisciplinary team, MDT）疾病管理模式在IBD领域逐渐被推广应用，这不仅需要胃肠病学专家介入，也需要心理治疗专业人员参与，为患者提供生物-心理-社会学的综合管理。

心理治疗主要包括心理干预和药物治疗两方面，心理干预是初始治疗的最佳选择，而当疗效不佳或有更严重的心理障碍时，患者可以考虑药物治疗。心理干预主要可分为压力管理、心理动力学疗法（psychodynamic therapy, PDT）、正念疗法、认知行为疗法（cogntive behavioral therapy, CBT）及催眠等。

（一）心理护理

① 建立良好的护患关系

IBD是一种慢性疾病，需要护理人员长期管理这类患者，IBD患者的心理护理是在护理人员与患者的相互交往中进行的，护士与患者能否建立良好的关系，是心理护理能否取得成效的关键。良好的护患关系应该是建立在相互尊重、信任和合作基础上的平等关系。

② 了解患者心理需求

护士要理解、同情患者。要注意观察患者的情绪和行为的变化，耐心倾听患者诉说，仔细研究患者的心理需要。

③ 提高患者对疾病的认知程度

患者对疾病的认识和态度影响其行为和生理状态。护理人员通过解释、讨论、示教、书面材料等方法为患者提供认识疾病的信息。能提高患者对疾病诊疗过程以及预后的认知程度，可降低患者由于对疾病的认知不足而引起的焦虑和恐惧。

④ 创造机会增进病友之间的交流

通过建立病友微信沟通群、举办患教活动、组织病友会等方式，为IBD患者创造交流、分享经验的机会，为其提供重要的社会、情感和心理支持。

⑤ 指导家属给予患者合理的情感支持

患者亲人的言语举止常直接影响着患者的情绪，其良好情绪能给患者以安慰和支持，而其不良情绪则对患者是一种恶性刺激。护理人员应对家属亲友进行保护性医疗的宣传，使之懂得自己的情绪可以影响患者、影响治疗，故不论遇到什么情况，都应保持沉着、冷静，切不可行露于色，而应和颜悦色地给患者以安慰、鼓励。

⑥ 指导患者学会自我调节，应对心理应激

运用治疗性沟通技巧与患者交流，教会患者放松的技巧，引导患者学会自我放松、自我宣泄，鼓励患者能够将内心的真实感受表达出来。介绍改善情绪的方法，如转移注意力法、正念减压疗法等。

（二）心理干预方法

护士可在有心理咨询师资格者指导下，针对IBD患者心理障碍特点，开展心理干预工作。心理干预方法主要包括以下内容。

① 压力管理

精神、心理压力可以影响疾病症状，而压力是普遍存在的，故压力调节可影响IBD症状的发展。压力管理也称压力干预，是指采取一些方法来增强个体应对压力情境和/或事件，以及由此引起的负性情绪的能力，并对由压力导致的个人身心不适的症状进行处理。压力管理可以以专业医护人员为主导，抑或是患者的自我管理，两种方式均可行。

压力管理的方法有很多，但基本可以归为两类：改变个人所处环境和改变自己或自己对压力的反应。管理压力，首先要认识压力，可通过压力测试方法了解患者压力类型。

改变个人所处环境的基本方法有果敢、退缩和妥协。

改变自己或自己对压力的反应的方法有多种，包括提高压力容忍度、改变日常习惯、学会控制焦虑的想法、学会问题解决技巧和寻求社会支持。

② 心理动力学疗法

PDT是通过自由联想、阻抗、梦的分析等方法，帮助IBD患者将压抑在潜意识中的各种心理冲突挖掘出来，使患者重新认识并改变自己，促进患者人格成熟和增强患者社会适应能力的心理治疗方法。

PDT是在经典的弗洛伊德精神分析治疗方式上逐步改良和发展起来的一类心理治疗方法，包括疗程持续数年、采用躺椅形式的长程精神分析和疗程不超过半年、手册训练指导的短程动力学心理治疗两大类。该疗法重视早年生活中经历的挫折对目前问题的影响，干预主要是通过帮助对过去冲突的了解以及对潜意识动机的内省，以产生人格上的改变。该疗法主要适用于神经症和性心理障碍患者。

③ 正念疗法

正念疗法是以"正念"为基础的心理训练方法的总称，强调"此时此刻，活在当下"，增加"与疾病共同生活"的信心。正念疗法是对以正念为核心的各种心理疗法的统称，包括正念减压疗法、正念认知疗法、辩证行为疗法。正念疗法被广泛应用于治疗和缓解焦虑、抑郁、强迫、冲动等情绪和心理问题，在人格障碍、成瘾、饮食障碍、人际沟通、冲动控制等的治疗中也有大量应用。

正念疗法是有意识地关注此时此刻的内外部刺激（心身事件），对它们采取开放的、不评判、不反应、客观的态度去觉知并接纳，从而促使个体的注意与觉知能力、调节情绪的能力及情绪状态都将发生明显变化。

④ 认知行为疗法

CBT是一种通过改变思维或信念和行为的方法来改变不良认知，以达到消除不良情绪和行为这一目的的短程心理治疗方法。认知行为疗法不适合言语沟通和领悟能力低下的智能障碍者、年幼或年长者、精神病患者。通过对

UC患者和CD患者进行IBD认知教育和认知普及，可以改善IBD患者的焦虑、抑郁及慢性腹痛等症状。

CBT中具有代表性的有埃利斯的合理情绪行为疗法、贝克和雷米的认知疗法和梅肯鲍姆的认知行为矫正技术等。

CBT的具体方法有系统脱敏疗法、暴露疗法、厌恶疗法、生物反馈法、行为阻断法、行为塑造法、自信心理训练示范法等。

CBT在方法上直接改变患者的认知歪曲或思想上的习惯性错误；治疗形式是积极主动、定式化和限时、短程的；治疗策略将言语交谈与行为矫正技术相结合，以此帮助患者识别、检验和改正曲解的概念，通过对"此时此地"心理和境遇问题的比较，以及恰当的思考问题方式的应用，患者在症状和行为方面的问题可得到改善。

⑤ 催眠

以催眠为基础的心理干预可定义为一种心理疗法。催眠疗法可将患者最大限度地引入一种放松状态，与CBT比较，催眠更适用于心理状态尚可而IBS样腹痛较为明显的IBD患者。

诱发催眠的方法各异，命名繁多，可按不同的施术方式、时间、条件分类。催眠疗法的具体方法如下。

由催眠治疗师与患者进行一对一的治疗，每2周1次，每次120 min。具体治疗方法为：

（1）简要介绍催眠的基本原理，介绍人的生命中沟通的方法，包括人与人之间的沟通、自己的意识和潜意识之间的沟通等。

（2）对于自我迷失的状态和抑郁症的关系进行简要分析，进行"观察者"练习。

（3）教会患者自我催眠的方法。

（4）采用催眠师特定引导语进行引导，采用空气麻醉剂法、情景想象法进行催眠。

（5）深化阶段采用数数法、下楼梯法、电梯法。

（6）治疗阶段采用时间旅行法。

（7）唤醒阶段采用数数法。

（房惠敏 陈红先）

参考文献:

［1］许凌云，陈思玮，刘欢宇，等. 炎症性肠病的常见心理问题及诊治进展［J］. 中国医药导报，2020，17（25）：49-52.

［2］范一宏，王诗怡，吕宾，等. 炎症性肠病的心理干预治疗进展［J］. 中华消化杂志，2017，37（2）：141-143.

［3］杨燕秋，王承党. 炎症性肠病与精神心理健康的相关性研究［J］. 中华消化杂志，2017，37（3）：209-212.

［4］龚珊珊，范一宏，吕锟，等. 炎症性肠病心理因素研究进展［J］. 中华消化杂志，2018，38（9）：643-645.

［5］阮佳音，周云仙. 克罗恩病病人心理健康状况及其影响因素研究进展［J］. 护理研究，2016，30（1）：11-13.

［6］ROCHELLE T L, FIDLER H. The importance of illness perceptions, quality of life and psychological status in patients with ulcerative colitis and Crohn's disease.［J］. Journal of Health Psychology, 2013, 18（7）：972-983.

［7］CLARK J G, SRINATH A I, YOUK A O, et al. Predictors of depression in youth with Crohn disease.［J］. Journal of Pediatric Gastroenterology and Nutrition, 2014, 58（5）：569-573.

［8］KONTUREK P C, ZOPF Y. Darmmikrobiom und Psyche: der Paradigmenwechsel im Konzept der Hirn-Darm-Achse［J］. MMW Fortschritte der Medizin, 2016，158（Suppl 4）：12-16.

［9］TABIBIAN A, TABIBIAN J H, BECKMAN L J, et al. Predictors of health-related quality of life and adherence in Crohn's disease and ulcerative colitis: implications for clinical management［J］. Digestive Diseases and Sciences, 2015, 60（5）：1366-1374.

［10］GRACIE D J, HAMLMILIN J P, FORD A C. Longitudinal impact of IBStype symptoms on disease activity, healthcare utilization, psychological health, and quality of life in inflammatory bowel disease [J] . American Journal of Gastroenterology, 2018, 113 (5) : 702-712.

[11] BONAZ B L, BERNSTEIN C N. Brain-gut interactions in inflammatory bowel disease [J] . Gastroenterology, 2013, 144 (1) : 36-49.

[12] GRACIE D J, WILLIAMS C, SOOD R, et al. Negative Effects on Psychological Health and Quality of Life of Genuine Irritable Bowel Syndrome-type Symptoms in Patients With Inflammatory Bowel Disease [J] . Clinical Gastroenterology and Hepatology, 2017, 15 (3) : 376-384. e5.

[13] MAGNE H, LIE H M, LARS-PETTER J J, et al. Irritable Bowel-like Symptoms in Ulcerative Colitis are as Common in Patients in Deep Remission as in Inflammation: Results From a Population-based Study [the IBSEN Study] [J] . Journal of Crohn S and Colitis, 2018，12 (4) : 389-393.

[14] STJERNMAN H , TYSK C , ALMER S , et al. Worries and concerns in a large unselected cohort of patients with Crohn's disease. [J] . Scandinavian Journal of Gastroenterology, 2010, 45 (6) : 696-706.

[15] GEACIE D J, HAMLIN P J, FORD A C. The influence of the brain-gut axis in inflammatory bowel disease and possible implications for treatment [J] . The Lancet Gastroenterology and Hepatology, 2019, 4 (8) : 632-642.

[16] KOCHAR B, MARTIN C F, KAPPELMAN M D, et al.Evaluation of Gastrointestinal Patient Reported Outcomes Measurement Information System (GI-PROMIS) Symptom Scales in Subjects With Inflammatory Bowel Diseases [J] . American Journal of Gastroenterology, 2018, 113 (1) : 72-79.

[17] PETERS S L, MUIR J G, GIBSON P R. Review article : gut-directed hypnotherapy in the management of irritable bowel syndrome and inflammatory bowel disease [J] . Alimentary Pharmacology and Therapeutics, 2015, 41 (11) : 1104-1115.

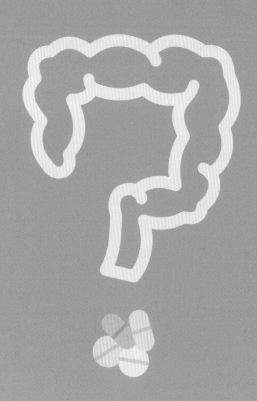

·第十章·
炎症性肠病患者
随访管理

实 / 用 / 炎 / 症 / 性 / 肠 / 病 / 护 / 理

炎症性肠病（IBD）是一种需要终身治疗的疾病，IBD的治疗不仅局限在医院内，而且更多的是在医院外。由于IBD是慢性疾病，因此对患者进行随访是IBD患者管理的重要组成部分之一，目的是指导患者和健康照护者进行疾病管理，提高患者规范治疗的依从性，促进疾病缓解，避免产生可预防的不良结局。

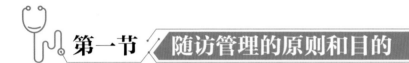

第一节　随访管理的原则和目的

一、随访管理的原则

（一）个体化

根据患者病情，确定分类管理方式，同时考虑患者个人需求、心理及家庭等因素，制订个体化的随访计划。

（二）综合性

干预和管理内容应包括非药物治疗、药物治疗、相关指标和并发症监测、健康教育、患者自我管理及对患者自我管理的支持等综合性措施。

（三）参与性

调动患者主动参与的意愿，提高患者主动参与的能力，为患者提供咨询等健康指导。

（四）及时性

定期为患者进行病情和相关因素的评估，及时发现问题，并针对问题采取适当的干预措施。

（五）连续性

随访管理应为连续动态管理。

二、随访管理的目的

（一）了解患者目前疾病情况

了解患者出院后的治疗效果、病情变化和恢复情况。给予必要的用药指导、营养指导、康复训练指导。指导病情恶化患者及时就医。

（二）评估患者对医嘱的依从性

评估患者在院外的遵医行为（包括用药情况、饮食情况、生活习惯情况及遇到的困难），并根据评估结果，对患者正确行为给予肯定支持；指出患者错误行为，并提供指导；对患者遇到的困难，提供适当帮助。

（三）动态调整治疗方案

协助患者记录治疗效果，形成动态的反馈，有助于医师及时调整治疗方案。

（四）为形成炎症性肠病专病数据库建立基础

形成医院-家庭互相配合的随访模式，定期跟进病情变化，建立相关数据库，为患者的治疗和IBD专病的研究奠定基础。

第二节　随访管理组织系统的构建

一、成立炎症性肠病专病随访管理小组

成立IBD专病随访管理小组，主要负责随访项目的建立、建立IBD患者随访制度、拟定随访计划并组织实施、进行效果评价。设置IBD专科护士跟诊炎症性肠病门诊，对炎症性肠病患者进行档案建立、随访数据录入、药物使用指导、疾病科普等。

二、建立炎症性肠病患者管理档案

编制IBD患者管理档案，分纸质档案和电子档案两部分。由专职人员负责档案建立，将所有纸质资料放入特定档案夹，按编号放入档案柜。建议有条件的机构形成电子档案，电子档案应具备检索功能以方便数据导出。

档案中应包括以下内容：

（1）患者的一般情况，包括姓名、性别、年龄、民族、职业、受教育程度、联系电话及家庭住址。

（2）身高、体重及体重的变化情况。

（3）生活方式（是否吸烟、酗酒）、饮食习惯、体育锻炼。

（4）流行病学资料。

（5）详细的病史及体格检查记录。

（6）发病以来院内外检查报告。

（7）使用药物及剂量。

（8）并发症、伴随其他疾病及其变化情况。

三、形成标准化的随访工作方式

对每个复诊IBD患者，接诊医生均应按照标准的流程，将患者纳入随访管理制度，IBD专科门诊可以通过类似建立临床路径的方式，将患者的随访标准化，以防出现失访或反馈不及时的现象，从而提高随访工作的可靠度及患者的治疗依从性。同时，完善的病案数据，也有助于IBD专病数据库的建立，以供研究者进一步挖掘探索。

四、重视护士在随访管理中发挥的作用

护士在IBD患者随访管理的健康教育、资料收集、风险初步评估等方面发挥重要作用。应重视护士IBD专病培训，建立IBD护理专职岗位，明确职责范围，发展IBD护理小组，加强行业内IBD护理交流。

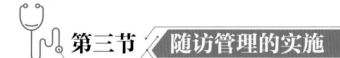

第三节 随访管理的实施

一、随访方式

（一）门诊随访

门诊医护人员在患者就诊时开展患者管理，医院应重视IBD专科门诊的建设。

（二）家庭上门随访

医护人员通过上门服务进行IBD患者随访管理。

（三）电话随访

对于能进行自我管理且在随访过程中没有检查项目的患者，可以电话方式进行随访。

（四）网络随访

网络随访是随访管理的新模式，各种远程医疗问诊平台的出现，可让患者随时随地联系医生问诊，这种方法极大提高了患者就医的便捷性，能在一定程度上减少失访率。

（五）即时聊天工具日常随访

即时聊天工具方便医护患者日常沟通交流，对于IBD等慢性疾病患者，医患之间可以通过即时聊天工具沟通来实现日常随访。

（六）问卷式随访

患者通过微信公众号或专业问卷网站填写问卷，该方式的优点为可以匿名、患者配合度好，且便于抓取科研数据，方便统计。

（七）集体随访

成立病友俱乐部，组织病友会，对病友进行集体随访和长期管理。

二、长期随访的动态管理模式

在诊断之初，主诊医生根据病情决定治疗方案，将患者信息纳入长期随访动态管理系统。对于本市社区患者，有条件的可实行社区全科随访，记录患者近期一般情况，评估疗效和治疗副作用，确定复诊时间和进行门诊预约，对使用生物制剂的患者提前预约床位；对于非本市的患者或没有条件进行社区全科随访的患者，可通过电话或网络随访的方式评估患者近期基础病情状况，监测基础疾病相关指标，调整慢性病用药方案。

在院外随访过程中，若发现患者目前治疗方案疗效不明显、副作用过大以及病情波动较大等情况，应及时通知患者来院复诊，由医生再次评估病情，进行检验检查，重新调整治疗方案。长期随访的动态管理模式图如图10-1。

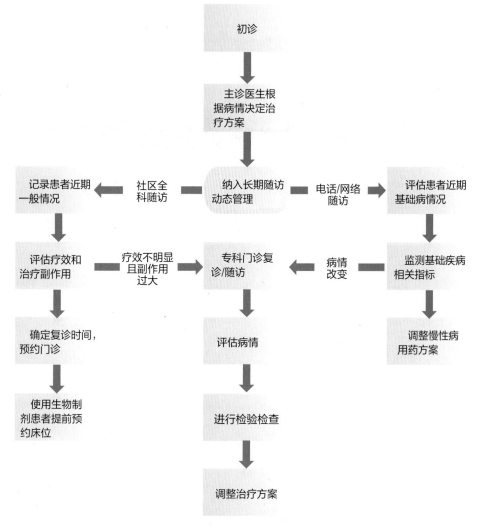

图10-1 长期随访的动态管理模式图

三、单次随访的流程

根据病情决定随访时机，负责医生或护士通过社区或电话联系患者选择合适的随访方式，随访过程中询问患者病情，提供康复、健康指导，并提醒下一次复诊时间，征求患者意见并询问是否有其他需求。随访结束后，随访护士或医生做好随访记录存档。单次随访的流程如图10-2。

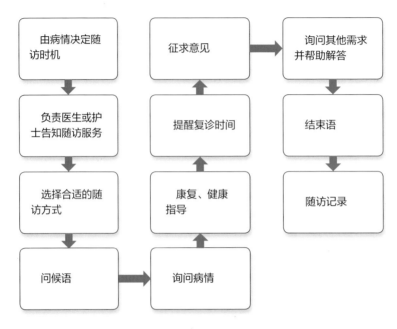

图10-2　单次随访流程图

四、定期检查的内容及间隔时间

（一）随访内容及间隔时间

长期药物治疗患者随访内容及间隔时间如表10-1所示。

表10-1 常用药物及其随访时间间隔

使用药物	血常规	肝肾功能电解质	尿常规	其他
氨基水杨酸类药物（柳氮磺吡啶、美沙拉嗪等）	前3个月：每2周1次 此后：每月1次	每3个月1次	前3个月：每2周1次 此后：每月1次	
激素	—	定期	—	定期监测血糖
硫唑嘌呤/6巯基嘌呤	前4周：每周1次 第4~8周：每2周1次 第9周开始，每6~8周1次，至少每3个月1次 药物剂量调整后每1~2周1次		—	—
甲氨蝶呤	每4~8周1次	每4~8周1次		
沙利度胺	首次服用，1个月检查1次 如无异常，第2个月后每2个月1次 半年后每3个月1次。2年后每4~6个月1次			每半年复查肌电图
生物制剂	每次用药时	每次用药时	—	粪便钙卫蛋白

（二）其他监测内容

（1）建议所有患者每年进行皮肤检查、骨密度检查。

（2）建议女性患者每年进行宫颈人乳头状瘤病毒检查。

（3）建议溃疡性结肠炎患者在处于持续缓解期的情况下每1~2年均应行1次肠镜检查，评估肠道黏膜愈合情况。

（曹宇辰　陈惠萍）

参考文献：

［1］中华医学会消化病学分会炎症性肠病学组.炎症性肠病诊断与治疗的共识意见（2012年·广州）［J］.中华内科杂志，2012，51（10）：818-831.

［2］许珊珊，戴新娟.炎症性肠病患者延续护理的研究进展［J］.中华护

理杂志，2017，52（7）：879-882.

［3］陈晨，戴新娟，黎军，等. 以专病管理团队为主导的疾病管理对炎症性肠病患者的效果研究［J］. 中国全科医学，2016，19（35）：4397-4402.

［4］丁妮. 炎症性肠病服务平台的构建及应用［J］. 全科护理，2015，13（24）：2392-2394.

［5］陶冬梅，沈鹦鹦，陈丽峰，等. 家庭随访对炎症性肠病患者生活质量的影响［J］. 护士进修杂志，2007，22（17）：1603-1604.

附　录

实 / 用 / 炎 / 症 / 性 / 肠 / 病 / 护 / 理

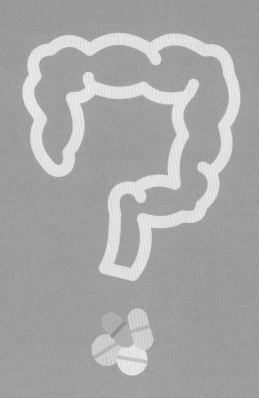

附录A　克罗恩病疾病活动指数评分表

表A　克罗恩病疾病活动指数评分

项目1：过去1周每日排稀便次数	项目3：过去1周全身健康状况（健康＝0分，一般＝1~3分，较差＝4分）
周一：（　）次 周二：（　）次 周三：（　）次 周四：（　）次 周五：（　）次 周六：（　）次 周日：（　）次	周一：□健康 □一般 □较差 周二：□健康 □一般 □较差 周三：□健康 □一般 □较差 周四：□健康 □一般 □较差 周五：□健康 □一般 □较差 周六：□健康 □一般 □较差 周日：□健康 □一般 □较差
排稀便总次数（周一至周日每日排稀便次数之和）：_____ 该项目得分（得分=排稀便总次数×2）：_____	评分（周一至周日每日评分之和）：_____ 该项目得分（得分=评分×7）：_____
项目2：过去1周腹痛情况（无＝0分，轻度＝1分，中度＝2分，重度＝3分）	项目4：是否有以下几种情况（无＝0分，有＝1分）
周一：□无 □轻度 □中度 □重度 周二：□无 □轻度 □中度 □重度 周三：□无 □轻度 □中度 □重度 周四：□无 □轻度 □中度 □重度 周五：□无 □轻度 □中度 □重度 周六：□无 □轻度 □中度 □重度 周日：□无 □轻度 □中度 □重度	①关节痛/关节炎 □无 □有 ②虹膜炎/色素层炎 □无 □有 ③结节红斑/坏疽性脓皮病/口疮性溃疡 □无 □有 ④肛裂/肛瘘/肛旁脓肿 □无 □有 ⑤其他瘘管 □无 □有 ⑥过去1周内体温高于37.8℃ □无 □有
评分（周一至周日每日评分之和）：_____ 该项目得分（得分=评分×5）：_____	评分（以上6种情况评分之和）：_____ 该项目得分（得分=评分×20）：_____

（续表）

项目5：腹泻是否需要服用苯乙哌啶/鸦片类药物（是＝0分，否＝1分）	项目7：红细胞压积（Hct）
□是 □否 评分：_____ 该项目得分（得分=评分×30）：_____	评分： ①男：47-Hct实际数值=_____ ②女：42-Hct实际数值=_____ 该项目得分（得分=评分×30）：_____
项目6：是否有腹部包块 （无＝0分，可疑＝2分，肯定＝5分）	项目8：体重相关情况
□无 □可疑 □肯定 评分：_____ 该项目得分（得分=评分×30）：_____	评分：100×（1−体重/标准体重[1]）= _____ 该项目得分（得分=评分×1）：_____
总得分（以上8个项目得分之和）：_____	

注　[1]男性标准体重＝身高（cm）−105；女性标准体重＝身高（cm）−107.5。

总得分＜150，表示处于临床缓解期；150≤总得分≤220，表示处于轻度活动期；220＜总得分≤330，表示处于中度活动期；330＜总得分≤450，表示处于重度活动期；总得分＞450，表示处于极重度活动期。

附录B　溃疡性结肠炎活动性的改良 Mayo评分表

表B　溃疡性结肠炎活动性的改良Mayo评分

项目	分值			
	0分	1分	2分	3分
排便次数[1]	排便次数正常	比正常排便次数增加1~2次/d	比正常排便次数增加3~4次/d	比正常排便次数增加5次/d或以上
便血[2]	未见出血	不到一半时间内出现便中混血	大部分时间内为便中混血	一直存在出血
内镜发现	正常或无活动性病变	轻度病变（红斑、血管纹理减少、轻度易脆）	中度病变（明显红斑、血管纹理缺乏、易脆、糜烂）	重度病变（自发性出血、溃疡形成）
医师总体评价[3]	正常	轻度病情	中度病情	重度病情

注　[1]每位受试者作为自身对照，从而评价排便次数的异常程度。

[2]每日出血评分代表1天中最严重出血情况。

[3]医师总体评价包括3项标准，包括受试者对于腹部不适的回顾、总体幸福感及其他表现（如体检发现和受试者表现状态）；评分≤2分且无单个分项评分＞1分为临床缓解，3~5分为轻度活动，6~10分为中度活动，11~12分为重度活动；有效定义为评分相对于基线值的降幅≥30%及≥3分，而且便血的分项评分降幅≥1分或该分项评分为0分或1分。

附录C 肛周疾病活动指数评分表

表C 肛周疾病活动指数评分

分值	评分项目				
	分泌物	疼痛和活动	性生活	肛周表现	硬结
0	无	无痛，活动不受限	没有影响	没有或仅有皮赘	无
1	少量黏性分泌物	疼痛但活动不受限	轻度受限	肛裂或黏膜撕裂	较小
2	中等量黏性或脓性分泌物	疼痛且活动部分受限	中等受限	肛周瘘管数<3	中等
3	较多的脓性分泌物	疼痛明显，活动明显受限	明显受限	肛周瘘管数≥3	较大硬结
4	粪便污染	很痛，活动严重受限	不能过性生活	肛管括约肌溃疡或瘘管形成，并伴有明显的皮肤缺损	明显波动感或脓肿

注 肛周疾病活动指数（perianal disease activity index, PDAI）对克罗恩病肛瘘活动性进行量化评分。该评分项目包含肛周的分泌物、疼痛和活动、性生活、肛周表现和硬结5个方面，单项评分按严重程度分为0~4分，总分最高为20分。PDAI总分＞4分提示活动性瘘管或存在局限性炎症反应，准确率达87%。可根据PDAI量化评价克罗恩病肛瘘的疗效。

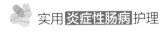

附录D　炎症性肠病生存质量问卷

　　本问卷用来调查您最近2周的感受，询问您肠病引起的症状、您的总体感受和心情，共有32个问题，每个问题均设有A～G不同程度的答案，A代表程度最重，G代表程度最轻。

　　请仔细阅读以下问题，并在最能反映您过去2周感受的答案上打"√"。

　　1. 过去2周，您的大便次数有多频繁？请从下列选项中选择一项：

A. 大便次数跟过去最严重时一样频繁或比过去任何时候更频繁

B. 极度频繁

C. 非常频繁

D. 大便次数中度增加

E. 大便次数轻度增加

F. 大便次数轻微增加

G. 正常，大便次数频率没有增加

　　2. 过去2周，您有多少时间受到疲劳、乏力或筋疲力尽感的影响？请从下列选项中选择一项：

A. 所有时间

B. 大部分时间

C. 很多时间

D. 有些时间

E. 少部分时间

F. 很少时间

G. 完全没有

3. 过去2周，您有多少时间感到挫折、不耐烦或烦躁不安？请从下列选项中选择一项：

   A. 所有时间

   B. 大部分时间

   C. 很多时间

   D. 有些时间

   E. 少部分时间

   F. 很少时间

   G. 完全没有

4. 过去2周，您有多少时间因肠道问题而不能上学或工作？请从下列选项中选择一项：

   A. 所有时间

   B. 大部分时间

   C. 很多时间

   D. 有些时间

   E. 少部分时间

   F. 很少时间

   G. 完全没有

5. 过去2周，您有多少时间有解稀便的现象？请从下列选项中选择一项：

   A. 所有时间

   B. 大部分时间

   C. 很多时间

   D. 有些时间

   E. 少部分时间

   F. 很少时间

   G. 完全没有

6. 过去2周，您精力如何？请从下列选项中选择一项：

   A. 完全没有精力

B. 精力很少

C. 少许精力

D. 有些精力

E. 中等量精力

F. 精力很多

G. 精力旺盛

7. 过去2周,您有多少时间担心您的肠道问题可能需要手术治疗?请从下列选项中选择一项:

A. 所有时间

B. 大部分时间

C. 很多时间

D. 有些时间

E. 少部分时间

F. 很少时间

G. 完全没有

8. 过去2周,您有多少时间因肠道问题而不得不推迟或取消社交活动?请从下列选项中选择一项:

A. 所有时间

B. 大部分时间

C. 很多时间

D. 有些时间

E. 少部分时间

F. 很少时间

G. 完全没有

9. 过去2周,您有多少时间因腹部绞痛而烦恼?请从下列选项中选择一项:

A. 所有时间

B. 大部分时间

C. 很多时间

D. 有些时间

E. 少部分时间

F. 很少时间

G. 完全没有

10. 过去2周，您有多少时间感到身体不适？请从下列选项中选择一项：

A. 所有时间

B. 大部分时间

C. 很多时间

D. 有些时间

E. 少部分时间

F. 很少时间

G. 完全没有

11. 过去2周，您有多少时间因担心找不到厕所而烦恼？请从下列选项中选择一项：

A. 所有时间

B. 大部分时间

C. 很多时间

D. 有些时间

E. 少部分时间

F. 很少时间

G. 完全没有

12. 过去2周，肠道问题给您原本想参加的休闲或体育活动带来多大困难？请从下列选项中选择一项：

A. 很大困难，无法进行活动

B. 很多困难

C. 中等程度困难

D. 有些困难

E. 很少困难

F. 极少困难

G. 没有困难，肠道问题没有限制休闲或体育活动

13. 过去2周，您有多少时间因腹痛而烦恼？请从下列选项中选择一项：

A. 所有时间

B. 大部分时间

C. 很多时间

D. 有些时间

E. 少部分时间

F. 很少时间

G. 完全没有

14. 过去2周，您有多少时间因夜间不能安睡或夜间醒来而烦恼？请从下列选项中选择一项：

A. 所有时间

B. 大部分时间

C. 很多时间

D. 有些时间

E. 少部分时间

F. 很少时间

G. 完全没有

15. 过去2周，您有多少时间感到抑郁或沮丧？请从下列选项中选择一项：

A. 所有时间

B. 大部分时间

C. 很多时间

D. 有些时间

E. 少部分时间

F. 很少时间

G. 完全没有

16. 过去2周，您有多少时间因您想要去的场所附近没有厕所而去不了？
请从下列选项中选择一项：

    A. 所有时间

    B. 大部分时间

    C. 很多时间

    D. 有些时间

    E. 少部分时间

    F. 很少时间

    G. 完全没有

17. 总的来说，过去2周，大量放屁对您来说是多大问题？请从下列选项
中选择一项：

    A. 严重问题

    B. 重大问题

    C. 明显问题

    D. 有些麻烦

    E. 很少麻烦

    F. 极少麻烦

    G. 没有麻烦

18. 总的来说，过去2周，保持或达到您想要的理想体重对您来说是多大
问题？请从下列选项中选择一项：

    A. 严重问题

    B. 重大问题

    C. 明显问题

    D. 有些麻烦

    E. 很少麻烦

    F. 极少麻烦

    G. 没有麻烦

19. 许多肠病患者经常会因疾病而担心、忧虑，包括担心并发癌症、担心病情不会好转、担心疾病复发。总体来说，过去2周，您有多少时间感到这方面的担心、忧虑？请从下列选项中选择一项：

    A. 所有时间

    B. 大部分时间

    C. 很多时间

    D. 有些时间

    E. 少部分时间

    F. 很少时间

    G. 完全没有

20. 过去2周，您有多少时间因腹胀而烦恼？请从下列选项中选择一项：

    A. 所有时间

    B. 大部分时间

    C. 很多时间

    D. 有些时间

    E. 少部分时间

    F. 很少时间

    G. 完全没有

21. 过去2周，您有多少时间感到放松、没有压力？请从下列选项中选择一项：

    A. 完全没有

    B. 少部分时间

    C. 有些时间

    D. 很多时间

    E. 大部分时间

    F. 几乎所有时间

    G. 所有时间

22. 过去2周，您有多少时间有便血的问题？请从下列选项中选择一项：

A. 所有时间

B. 大部分时间

C. 很多时间

D. 有些时间

E. 少部分时间

F. 很少时间

G. 完全没有

23. 过去2周，您有多少时间因您的肠道问题而感到尴尬？请从下列选项中选择一项：

A. 所有时间

B. 大部分时间

C. 很多时间

D. 有些时间

E. 少部分时间

F. 很少时间

G. 完全没有

24. 尽管肠道是空的，但仍感觉要上厕所，过去2周，您有多少时间为此而烦恼？请从下列选项中选择一项：

A. 所有时间

B. 大部分时间

C. 很多时间

D. 有些时间

E. 少部分时间

F. 很少时间

G. 完全没有

25. 过去2周，您有多少时间感到伤心流泪或难过？请从下列选项中选择一项：

　　A. 所有时间

　　B. 大部分时间

　　C. 很多时间

　　D. 有些时间

　　E. 少部分时间

　　F. 很少时间

　　G. 完全没有

26. 过去2周，您有多少时间因意外弄脏内裤而烦恼？请从下列选项中选择一项：

　　A. 所有时间

　　B. 大部分时间

　　C. 很多时间

　　D. 有些时间

　　E. 少部分时间

　　F. 很少时间

　　G. 完全没有

27. 过去2周，您有多少时间因肠道问题而感到愤怒？请从下列选项中选择一项：

　　A. 所有时间

　　B. 大部分时间

　　C. 很多时间

　　D. 有些时间

　　E. 少部分时间

　　F. 很少时间

　　G. 完全没有

28. 过去2周，您的肠道问题在多大程度上限制了您的性生活？请从下列选项中选择一项：

    A. 因肠病之故没有性生活

    B. 因肠病之故严重受限

    C. 因肠病之故中度受限

    D. 因肠病之故有一些限制

    E. 因肠病之故稍有限制

    F. 极少因肠病之故受限制

    G. 并未因肠病而受限制

29. 过去2周，您有多少时间因恶心、胃部不适而烦恼？请从下列选项中选择一项：

    A. 所有时间

    B. 大部分时间

    C. 很多时间

    D. 有些时间

    E. 少部分时间

    F. 很少时间

    G. 完全没有

30. 过去2周，您有多少时间感到急躁易怒？请从下列选项中选择一项：

    A. 所有时间

    B. 大部分时间

    C. 很多时间

    D. 有些时间

    E. 少部分时间

    F. 很少时间

    G. 完全没有

31. 过去2周，您有多少时间感到缺乏他人的理解？请从下列选项中选择一项：

　　A. 所有时间

　　B. 大部分时间

　　C. 很多时间

　　D. 有些时间

　　E. 少部分时间

　　F. 很少时间

　　G. 完全没有

32. 过去2周，您对个人生活感到有多满意、幸福或开心？请从下列选项中选择一项：

　　A. 大部分时间感到非常不满意、不幸福

　　B. 总体来说不满意、不幸福

　　C. 有些不满意、不幸福

　　D. 总体来说满意、幸福

　　E. 大部分时间感到满意、幸福

　　F. 大部分时间感到非常满意、幸福

　　G. 特别满意，没有比现在更幸福、开心的时间了

附录E　慢性病自我效能量表

指导语：我们想了解您最近在处理一些问题时的信心。针对以下每个问题，请根据您的实际情况进行选择，在与您情况相符的数字上打"√"，各数字表示您最近在解决这些问题时的信心程度，每个条目以1～10分计分，1代表毫无信心，10代表完全有信心。

1. 由于您的疾病所引起的疲劳会妨碍您做自己想做的事，您对控制这种疲劳的信心有多大？

毫无信心 ——— 1 2 3 4 5 6 7 8 9 10 ——→ 完全有信心

2. 由于您的疾病所引起的身体不适或疼痛会妨碍您做自己想做的事，您对控制这种身体不适或疼痛的信心有多大？

毫无信心 ——— 1 2 3 4 5 6 7 8 9 10 ——→ 完全有信心

3. 由于您的疾病所引起的情绪压抑会妨碍您做自己想做的事，您对控制这种情绪压抑的信心有多大？

毫无信心 ——— 1 2 3 4 5 6 7 8 9 10 ——→ 完全有信心

4. 您的任何症状或健康问题会妨碍您做自己想做的事，您对控制这些症状或健康问题的信心有多大？

毫无信心 ——— 1 2 3 4 5 6 7 8 9 10 ——→ 完全有信心

5. 为了减少看医生的次数可采取一定的自我保健行为，您对采取这些自我保健行为的信心有多大？

毫无信心 —— 1 2 3 4 5 6 7 8 9 10 —→ 完全有信心

6. 为了减轻疾病给您日常生活带来的影响，除了使用药物治疗外还可以做一些其他的事，您对此有多大的信心？

毫无信心 —— 1 2 3 4 5 6 7 8 9 10 —→ 完全有信心

附录F 静脉血栓风险评估量表

床号：　　　　姓名：　　　　性别：　　　年龄：

病区：　　　　住院号：　　　临床诊断：　　　评估日期：

内科患者静脉血栓栓塞（VTE）风险评估推荐Padua评分量表，评分结果可判断为低危（0~3分）、高危（≥4分）。

表F.1 Padua评分

分数	评估项目
1分/项	年龄≥70岁
	心脏和/或呼吸衰竭
	急性心肌梗死和/或缺血性脑卒中
	急性感染和/或风湿性疾病
	肥胖（体质指数≥30 kg/㎡）
	正在进行激素治疗
2分/项	近期（≤1个月）创伤或外科手术
3分/项	活动性恶性肿瘤，患者先前有局部或远端转移和/或6个月内接受过化疗或放疗
	既往静脉血栓栓塞症（不包含浅表性静脉血栓）
	制动，患者身体原因或遵医嘱需卧床休息≥3天
	有血栓形成倾向，抗凝血酶缺陷症，蛋白C或蛋白S缺乏，Ⅴ Leiden因子、凝血酶原G20210A突变，抗磷脂综合征

外科手术患者VTE风险评估推荐Caprini评分量表，评分结果可判断为极低危（0分）、低危（1~2分）、中危（3~4分），高危（≥5分）。

表F.2.1　危险因素评分（Caprini评分）

A1 每个危险因素1分	B 每个危险因素2分
□年龄40～59岁	□年龄60～74岁
□计划小手术	□大手术（＜60 min）*
□近期大手术	□腹腔镜手术（＞60 min）*
□肥胖（BMI＞30 kg/m²）	□关节镜手术（＞60 min）*
□卧床的内科患者	□既往恶性肿瘤
□炎症性肠病史	□肥胖（BMI＞40 kg/m²）
□下肢水肿	**C 每个危险因素3分**
□静脉曲张	□年龄≥75岁
□严重的肺部疾病，含肺炎（1个月内）	□大手术持续2～3 h*
□肺功能异常（慢性阻塞性肺病症）	□肥胖（BMI＞50 kg/m²）
□急性心肌梗死（1个月内）	□浅静脉、深静脉血栓或肺栓塞病史
□充血性心力衰竭（1个月内）	□血栓家族史
□败血症（1个月内）	□现患恶性肿瘤或化疗
□输血（1个月内）	□肝素引起的血小板减少
□下肢石膏或肢具固定	□未列出的先天或后天血栓形成
□中心静脉置管	□抗心磷脂抗体阳性
□其他高危因素	□凝血酶原20210A阳性
□因子Ⅴleiden阳性	□狼疮抗凝物阳性
□血清同型半胱氨酸酶升高	
A2 仅针对女性（每项1分）	**D 每个危险因素5分**
□口服避孕药或激素替代治疗	□脑卒中（1个月内）
□妊娠期或产后（1个月）	□急性脊髓损伤（瘫痪）（1个月内）
□原因不明的死胎史，	□选择性下肢关节置换术
复发性自然流产（≥3次）	□髋关节、骨盆或下肢骨折
由于毒血症或发育受限原因早产	□多发性创伤（1个月内）
	□大手术（超过3h）*

危险因素总分：＿＿＿＿＿＿＿＿

注　①每个危险因素的权重取决于引起血栓事件的可能性。如癌症的评分是3分，卧床的评分是1分，前者比后者更容易引起血栓。

　　②*只能选择1个手术因素。

表F.2.2 VTE的预防方案（Caprini评分）

危险因素总分	深静脉血栓发生风险	风险等级	预防措施
0~1分	<10%	低危	尽早活动，物理预防（ ）
2分	10%~20%	中危	抗凝同意书药物预防或物理预防（ ）
3~4分	20%~40%	高危	抗凝同意书药物预防和物理预防（ ）
≥5分	40%~80%，死亡率1%~5%	极高危	抗凝同意书药物预防和物理预防（ ）

评估分值：　　　　　评估风险：　　　　　评估人员签名：

附录G　炎症性肠病患者饮食日记登记表

表G　炎症性肠病患者饮食日记登记

姓名：　　　　性别：　　　　年龄：　　　　诊断：

日期	时间	食物及数量	胃肠道反应	反应距离进食时间	用药情况	大便情况	其他

附录H 营养风险筛查2002量表

表H 营养风险筛查2002（NRS-2002）量表

床号： 姓名： 性别： 年龄：

病区： 住院号： 临床诊断： 评估日期：

身高/cm		体重/kg		BMI/（kg·m^{-2}）	

初步筛查：

以下任一问题回答"是"则进入最终筛查项目；如果回答均为"否"，则患者不存在营养风险，每周重复筛查1次。

BMI＜20.5 kg/m^2？	□是	□否
患者过去3个月有体重下降吗？	□是	□否
患者过去1周内有摄食减少吗？	□是	□否
患者有严重疾病吗（如在ICU接受治疗）？	□是	□否

最终筛查：

一、疾病严重程度评分

1分：	□髋部骨折/□慢性病急性发作或有并发症者（□肝硬化□慢性阻塞性肺病□长期血液透析□糖尿病□肿瘤）
2分：□大的腹部手术□脑卒中□重症肺炎□血液系统的恶性肿瘤	
3分：□颅脑损伤□骨髓移植□ICU患者（APACHE Ⅱ＞10分）	

二、营养状态受损评分

1. BMI/（kg·m^{-2}）：□18.5～20.5及一般状况差（2分）□＜18.5或血清白蛋白＜35 g/L（3分）

2. 体重减轻＞5%是在：□3个月内（1分）□2个月内（2分）□1个月内（3分）

3. 一周内进食量较从前减少：□25%～50%（1分）□51%～75%（2分）□76%～100%（3分）

（续表）

三、年龄评分

年龄≥70岁加算1分

四、营养风险筛查总分：

总分=疾病评分+营养评分+年龄评分

1. 总评分≥3分（或胸水、腹水、水肿且血清蛋白<35 g/L者）表明患者有营养不良或有营养风险，即应该使用营养支持。

2. 总评分<3分：需每周复查营养评定。以后复查的结果如果≥3分，即进入营养支持程序。

3. 如患者计划进行腹部大手术，就在首次评定时按照新的分值（2分）评分，并最终按新总评分决定是否需要营养支持（≥3分）。

评估分值：　　　　评估风险：　　　　评估人员签名：